So wirkt's!

Ein Ratgeber für den
richtigen Umgang mit Medikamenten

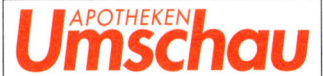

ISBN: 978-3-927216-51-8

PZN: 14360736

1. Auflage 2018

© Wort & Bild Verlag Konradshöhe GmbH & Co. KG, Konradshöhe 1, 82065 Baierbrunn bei München, Handelsregister: Amtsgericht München HRA 44980; USt-ID: DE 130750628

Geschäftsführer: Andreas Arntzen (Vorsitzender), Dr. Dennis Ballwieser

Herausgeber: Dr. med. Marc Becker (Facharzt für Laboratoriumsmedizin)

Geschäftsadresse: Konradshöhe 1, 82065 Baierbrunn

Redaktion: Dr. Martin Allwang, Dr. Hans Haltmeier, Julia Rotherbl

Schlussredaktion: Ulrich Jackus, Dr. Rita Krajicek, Eva Wendel

Leitende Artdirectorin: Silvia Dreyer

Illustratorin: Nina Schneider

Layout: Bernd Jahnke

Bildbearbeitung: Sabine von Transehe-Roseneck

Produktion: Angelika Emmert

Druck und Bindung: Kösel GmbH & Co. KG, Am Buchweg 1, 87452 Altusried-Krugzell

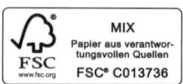

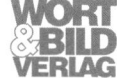

Vorwort

Medikamente gehören zu den besten Mitteln, um Krankheiten zu heilen oder Beschwerden zu lindern. Dabei kommt es nicht nur auf den pharmazeutischen Wirkstoff an, den sie enthalten. Auch die Darreichungsform – etwa als Tablette, Pflaster oder Salbe – und deren korrekte Anwendung spielen eine große Rolle. Seit Jahren greift der Apotheker Dr. Martin Allwang in der *Apotheken Umschau* ein alltägliches Problem auf, das beim Einsatz eines Medikaments auftreten kann, und liefert die passende Lösung dazu. Dieses Wissen haben wir für Sie in „So wirkt's!" zusammengefasst. Das Buch hilft Ihnen, Fehler zu vermeiden und das Beste aus Ihrer Arznei herauszuholen. Nina Schneider hat die Aussagen der einzelnen Kapitel mit ihren prägnanten Illustrationen auf den Punkt gebracht.

Dr. Hans Haltmeier
Chefredakteur *Apotheken Umschau*

Inhalt

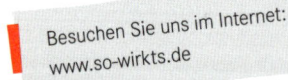
Besuchen Sie uns im Internet:
www.so-wirkts.de

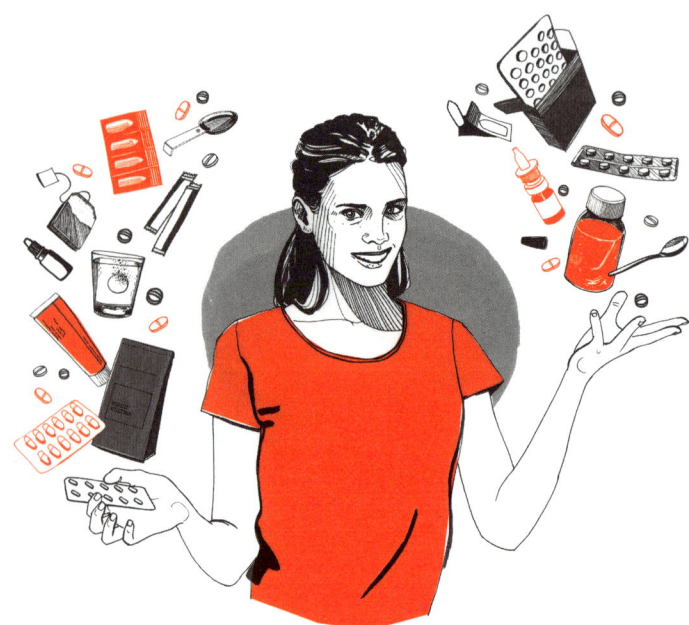

E s klingt so einfach: Man hat ein gesundheit-
liches Problem, nimmt ein Medikament dagegen und wird wieder gesund. Damit das
funktionieren kann, muss der Patient das
Mittel korrekt anwenden: zur richtigen Zeit,
auf die richtige Art und Weise und so lange, wie es
der Arzt oder der Apotheker empfohlen hat. Unter-
suchungen zeigen, dass die Realität anders aussieht.
Viele Bluthochdruck-Patienten etwa könnten durch
mehr Regelmäßigkeit bessere Werte erzielen. Wer
sein Medikament im vorgeschriebenen Abstand zum
Essen nimmt, benötigt weniger Wirkstoff – und es
kommt seltener zu Nebenwirkungen. Bei Arzneimitteln, die in der Anwendung komplizierter sind als Tab-

letten und Kapseln, zum Beispiel Asthmasprays oder Therapiepflaster, müssen Sie mehrere Schritte korrekt durchführen, damit der Wirkstoff in den Körper gelangt. Wer eine Erkältung hat, kann mit zwei bis drei Nasenspray-Anwendungen den ganzen Tag frei durchatmen – sofern die Technik stimmt.

All diese Beispiele zeigen, wie wichtig die Hinweise sind, die Sie kostenlos dazubekommen, wenn Sie sich in der Apotheke Ihres Vertrauens ein Arzneimittel holen. Doch nicht jeder hat diese Tipps noch Tage und Wochen nach dem Besuch der Apotheke im Kopf. Damit Sie Ihre Medikamente optimal anwenden, haben wir wichtige Tipps zusammengetragen.

Arzneimittel sind empfindlich

Dabei beginnt der richtige Umgang schon lange vor der Anwendung, nämlich mit der Lagerung zu Hause. Arzneimittel müssen vor Licht, Wärme und hoher Luftfeuchtigkeit geschützt werden. Und wer Kinder im Haushalt hat oder ab und zu von seinen Enkeln besucht wird, sollte sicherstellen, dass Medikamente nicht in Kinderhände geraten. Am besten funktioniert das mit einem abschließbaren Arzneischrank. Dort können Sie auch eine Hausapotheke einrichten, damit Sie bei akuten Beschwerden gerüstet sind – die leider auch einmal dann auftreten, wenn gerade keine Apotheke geöffnet hat. Dieser Vorrat erspart es einem zudem, dass man sich etwa fiebernd auf den Weg zur Apotheke machen muss.

Die wenigsten Menschen besitzen aber eine solche gut gepflegte Hausapotheke. In vielen Fällen handelt es sich dabei eher um eine Art Endlager für Präparate, die der Arzt vor langer Zeit gegen irgendwelche Beschwerden verordnet hat, kombiniert mit vergilbten Mullbinden und Heftpflastern, die schon lange nicht mehr kleben. Tipps für eine optimale Hausapotheke finden Sie ab Seite 24.

Arzneimittel auf Reisen

In einer Hausapotheke herrschen für Arzneimittel meistens ideale Temperaturbedingungen. Wer Medikamente mit auf Reisen nimmt oder nehmen muss, steht dagegen oft vor größeren Herausforderungen. Im Kofferraum eines Autos unter südlicher Sonne ist schon so manches Zäpfchen geschmolzen und war hinterher nicht mehr verwendbar. Deshalb ist es wichtig, Arzneimittel kühl an den Urlaubsort und wieder nach Hause zu transportieren.

Aber was soll hinein in eine gut sortierte Reiseapotheke? Packt man zu wenig ein, ist sie im Notfall keine echte Hilfe. Man muss aber auch nicht alles mitnehmen, was in der heimischen Hausapotheke aufbewahrt wird. Deshalb finden Sie auf Seite 34 eine Checkliste mit allem, was aus unserer Sicht unentbehrlich ist, um kleine Urlaubsmalaisen zu kurieren.

Persönliche Beratung ist unersetzlich

Das Beispiel Reiseapotheke zeigt aber auch, warum dieses Buch die Beratung in einer Apotheke, in der man Sie und Ihre Krankengeschichte kennt, nicht ersetzen kann: Nur dort kann man Ihnen etwa unter den vielen Schmerzmitteln eines empfehlen, das Sie gut vertragen und das zu den Arzneien passt, die Sie möglicherweise dauerhaft benötigen.

Apropos Dauertherapie: Viele Patienten müssen regelmäßig Medikamente schlucken gegen Krankheiten, die keine Beschwerden verursachen, etwa Bluthochdruck, einen erhöhten Cholesterinspiegel oder Typ-2-Diabetes. Da ist es nur allzu menschlich, wenn man immer wieder mal vergisst, das Mittel zu nehmen. Zumal die Angst vor den Folgen dieser Krankheiten – Herzinfarkt und Schlaganfall beispielsweise – gerne verdrängt wird. Nicht verdrängen lässt sich dagegen die Angst vor den Nebenwirkungen, die der Beipackzettel ausführlich schildert. Wer weiß, wie er diesem klein gedruckten, von Juristen mitformulierten Fachkauderwelsch wichtige Informationen über sein Medikament entlocken kann, ist schon einen großen Schritt weiter. Deshalb lohnt sich die Lektüre von Kapitel 5 (ab Seite 36) allemal.

Wer Bescheid weiß, wird schneller gesund

Wann immer Sie mehrere Präparate zusammen einnehmen, können sich diese gegenseitig beeinflussen. Manchmal verstärkt Medikament A die Wirkung von Medikament B in einer für Laien unvorhersehbaren Weise. Manchmal schwächt das eine die Wirkung des anderen ab – bis hin zum Wirkverlust. Nur Fachleute können hier den Überblick bewahren. Daher ist es gut, wenn Sie, Ihr Arzt und Ihre Apotheke einen Überblick über alles haben, was Sie auf Rezept oder zur Selbstbehandlung harmloser Beschwerden einnehmen. Nutzen Sie deshalb die Möglichkeit, auf Seite 162

Ihre persönlichen Medikamente zu notieren. Übrigens gibt es die Gefahr von Wechselwirkungen nicht nur bei Mitteln, die Ihnen verschiedene Ärzte verschreiben. Auch pflanzliche Präparate wie Johanniskraut oder rezeptfrei erhältliche Schmerzmittel können die Wirksamkeit der Behandlung beeinflussen. Für alle, die auf ärztliche Verordnung hin mindestens drei Medikamente einnehmen müssen, ist zwar ein Medikationsplan vorgeschrieben. Da dieses Dokument aber gerne einmal verloren geht, können Sie in diesem Buch festhalten, welche Arzneien Sie nehmen und wogegen sie helfen sollen.

Überhaupt soll dies kein Buch sein, das nach der Lektüre unberührt im Regal steht. Holen Sie es immer wieder heraus, vermerken Sie wichtige Telefonnummern für Notfälle darin, machen Sie sich Notizen, welche unserer Tipps gerade für Ihre Therapie wichtig sind. Und schauen Sie in regelmäßigen Abständen auf unsere Erste-Hilfe-Anleitung ab Seite 160. Dort erklären wir, was in lebensbedrohlichen Situationen zu tun ist, bis der Notarzt eintrifft.

Wenn Sie eine Herzdruckmassage durchführen, steigert das die Überlebenschancen des Menschen beträchtlich, dem Sie gerade beistehen. Noch besser, als im Notfall nach einer gedruckten Anleitung vorzugehen, wäre es natürlich, wenn Sie sich einmal ein Wochenende Zeit nehmen und einen Erste-Hilfe-Kurs besuchen.

Auch wenn wir überzeugt sind, viele gute Tipps zur Anwendung von Arzneimitteln für Sie zusammengestellt zu haben: Nicht jede Information ist für jeden

1

Patienten wichtig. Wer kein Asthma hat, den interessiert es zum Beispiel wenig, wie ein Inhalationsspray korrekt zu verwenden ist. Damit Sie die Hinweise schnell finden, die für Sie wesentlich sind, haben wir ab Seite 164 ein ausführliches Register erstellt.

Wir möchten Ihnen den Umgang mit Medikamenten so leicht wie möglich machen. Die Tipps, die Ihre Apotheke Ihnen beim Kauf eines Arzneimittels oder beim Einlösen eines Rezepts mit auf den Weg gegeben hat, können Sie hier noch einmal schwarz auf weiß nachlesen. Wenn sich dabei Fragen ergeben oder wenn Sie finden, dass in diesem Buch der eine oder andere wichtige Hinweis fehlt, dann nehmen Sie mit uns Kontakt auf.

▶ **Postanschrift:** Wort und Bild Verlag, Redaktion „So wirkt's!", Konradshöhe 1, 82065 Baierbrunn. Oder per **E-Mail** an: so-wirkts@wortundbildverlag.de. Im **Internet** finden Sie unter www.so-wirkts.de weitere Informationen darüber, was Sie zur Einnahme und Anwendung von Medikamenten wissen sollten. Dort können Sie uns auch Ihre Probleme und Erfahrungen im Umgang mit Ihren Arzneien mitteilen.

Eine Fundgrube für Informationen zu Arzneimitteln ist zudem die *Apotheken Umschau,* alle 14 Tage neu in Ihrer Apotheke.

Von Augensalbe bis Zäpfchen: Die wichtigsten Arzneiformen

Nicht selten ist das, was an einem Medikament wirkt, bloß ein Krümel eines bitter schmeckenden Wirkstoffs oder ein Tropfen einer heilenden Substanz. Bevor damit Krankheiten therapiert und Beschwerden gelindert werden können, muss der Wirkstoff zu einer Arzneiform verarbeitet werden – zu einer Tablette, einem Sirup oder einem Zäpfchen. Pharmazeuten sprechen von verschiedenen Darreichungsformen. Hier finden Sie eine Auswahl der gängigsten – plus Tipps für die Anwendung.

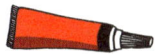

Augensalbe

Streichfähige Arznei zur Anwendung im Bindehautsack.

- Bevorzugt abends verwenden, denn die Salbe
  kann das Sehvermögen beeinträchtigen.
- Hände vorher gut waschen und die Spitze der
  Tube nicht berühren.
- Vor dem Spiegel auftragen oder eine andere
  Person um Hilfe bitten.
- Augen danach schließen und mit geschlossenen
  Lidern nach rechts und links blicken.

**Häufige Anwendungsgebiete: Bindehautentzün-
dung, Entzündung am Auge, grüner Star (Glaukom)**

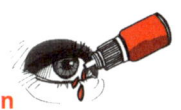

Augentropfen

Flüssige Arznei, die in den Bindehautsack getropft
wird. Sie ist steril und isotonisch, also an den
Salzgehalt der Tränenflüssigkeit angepasst.

- Beim Tropfen den Kopf in den Nacken legen,
  das Unterlid nach unten ziehen, den Blick nach
  oben richten.
- Danach für eine Minute die Augen schließen.
- Ein-Dosis-Systeme sind praktisch für unterwegs
  und meist frei von Konservierungsmitteln.

**Häufige Anwendungsgebiete: grüner Star
(Glaukom), Bindehautentzündung, trockene Augen**

Creme

Streichfähige Arzneizubereitung, die Fettstoffe und Wasser enthält, zur Anwendung auf der Haut.

■ Je nach Mischungsverhältnis und Zusammensetzung gibt es Cremes, bei denen das Wasser im Fett verteilt ist. Diese fetten stärker.

■ Ist das Fett im Wasser verteilt, kühlt das Produkt und zieht schneller ein.

■ Gegebenenfalls anschließend Hände waschen, etwa bei stark wärmenden Inhaltsstoffen.

Häufige Anwendungsgebiete: Hautkrankheiten, Sportverletzungen, Gelenkschmerzen, Muskelkater, Verspannungen

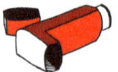

Dosieraerosol

Arzneizubereitung zum Inhalieren in einem speziellen Druckbehältnis. Nach dem Betätigen eines Auslösers wird der Arzneistoff als feiner Nebel freigesetzt und kann eingeatmet werden.

■ Aerosole unterscheiden sich zum Teil deutlich in der Anwendung. Deshalb die Gebrauchsanweisung genau lesen und sich die Anwendung in der Apotheke erklären lassen.

Häufige Anwendungsgebiete: Asthma, chronische Lungenerkrankungen

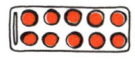

2

Dragee

Tablette mit dickem Überzug aus Farbstoffen, Lacksubstanzen und viel Zucker.

■ Vorteile gegenüber Tabletten: Dragees lassen sich leichter schlucken, und die Hülle kann den Geschmack des Wirkstoffs überdecken.

■ Nachteil: Wegen des Überzugs sind die Medikamente meist nicht teilbar.

■ Dragees unzerkaut und mit viel Flüssigkeit schlucken.

Häufige Anwendungsgebiete: Bluthochdruck, Magengeschwüre

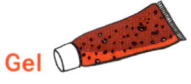

Gel

Streichfähige Zubereitung zur Anwendung auf der Haut. Gele haben eine klare Konsistenz, sie bestehen zum Großteil aus Wasser.

■ Verdunstet die Flüssigkeit auf der Haut, entsteht oft ein kühlender Effekt.

■ Ist zudem Alkohol enthalten, verstärkt das den Kühleffekt, kann aber die Haut austrocknen.

■ Meist nur dünn aufzutragen, einmassieren ist nicht erforderlich.

Häufige Anwendungsgebiete: Prellungen, Verbrennungen, Insektenstiche, Ekzeme

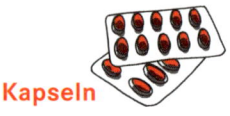

Kapseln

Arzneiform, die den Wirkstoff in einer Hülle aus Gelatine enthält.

- Weichkapseln enthalten eine (zäh)flüssige Füllung, Hartkapseln eine pulverige.
- Hartkapseln kann man oft auch öffnen und den Inhalt ohne Hülle einnehmen, etwa mit Wasser oder Apfelmus.
- Im Stehen schlucken. Die Gelatinehülle könnte sonst an der Speiseröhre haften bleiben.

Häufige Anwendungsgebiete: Erkältung, Blutarmut

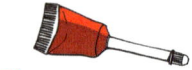

Klistier

Lösung, die mithilfe einer Tube in den After eingebracht wird und über den Darm wirkt. Die Wirkstoffe werden entweder in den Körper aufgenommen oder lösen den Stuhlgang aus.

- Vor dem Einführen einen Tropfen vorsichtig herausdrücken, so gleitet die Tube besser.
- Beim Herausziehen zusammengedrückt lassen. Sonst wird eventuell Arznei in die Tube zurückgesaugt.
- Bei abführenden Klistieren tritt die Wirkung meist innerhalb von 20 Minuten ein.

Häufige Anwendungsgebiete: Verstopfung, Fieberkrämpfe

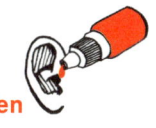

Ohrentropfen

Flüssigkeit mit Arzneistoffen, die in den Gehörgang eingebracht wird.

- Vor der Anwendung die Tube ein wenig in der Hand erwärmen.
- Auf die Seite legen und nach dem Tropfen fünf bis zehn Minuten in dieser Position bleiben.
- Watte muss danach nicht verwendet werden. Eventuell das Ohr nur locker damit verschließen.
- Manche Tropfen müssen im Kühlschrank aufbewahrt werden.

Häufige Anwendungsgebiete: Ohrenschmerzen, Entzündung des Gehörgangs, Schutz des Gehörgangs beim Schwimmen oder Tauchen

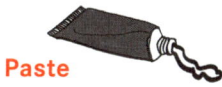

Paste

Streichfähige Zubereitung, hoher Feststoffanteil.

- Unterschied zu Salbe oder Creme: lässt sich weniger gut verstreichen, ist sehr fest und zäh.
- Zieht oft nicht vollständig ein, Rückstände auf der Haut müssen mit Öl gelöst und dann mit Wasser abgewaschen werden.
- Sie wirken austrocknend, was bei Wunden sinnvoll sein kann. Pasten werden deshalb häufig mit Umschlägen kombiniert.

Häufige Anwendungsgebiete: Hautschutz

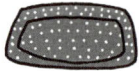

Pflaster mit Wirkstoff

Gibt einen Wirkstoff lange und gleichmäßig über die Haut an den Körper ab, zum Beispiel Hormone oder starke Schmerzmittel.

- Wird meist am Oberkörper aufgeklebt, bei jedem Wechsel an einer anderen Stelle.
- Die Hautstelle sollte faltenfrei, nicht entzündet, unverletzt und unbehaart sein. Haare nicht rasieren, sondern mit einer Nagelschere kürzen.
- Häufiger Anwendungsfehler: Beim Aufkleben wird nicht lange genug gedrückt. Zeitangabe im Beipackzettel beachten!
- Allergische Hautreaktionen sind möglich.

Häufige Anwendungsgebiete: Wechseljahresbeschwerden, starke oder chronische Schmerzen, Morbus Parkinson, Durchblutungsstörung der Herzkranzgefäße

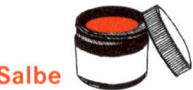

Salbe

Arzneimittel für die Haut, das ausschließlich aus Fettstoffen wie Vaseline besteht und deshalb sehr streichfähig ist. Der fettige Film auf der Haut erhöht die Wirkdauer.

Häufige Anwendungsgebiete: Erkrankungen der Haut, Gelenkschmerzen

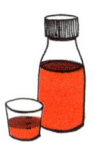

Sirup/Saft

Dickflüssige Lösung zum Einnehmen mit hohem Anteil an Zucker oder Zuckeraustauschstoffen.

- Eine Variante ist der sogenannte Trockensaft: Dabei muss der Patient ein Pulver durch kräftiges Schütteln selbst in Wasser auflösen.
- Auch bereits fertiger Saft muss vor der Einnahme oft kräftig geschüttelt werden.
- Dosierhilfe (Spritze, Löffel, Becher) verwenden. Mit einem Haushaltslöffel gelingt das meist nicht genau genug.

Häufige Anwendungsgebiete: Husten, Bronchitis, bakterielle Infektionen bei Kindern, Allergien

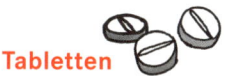

Tabletten

Feste Arzneiform, die meist geschluckt wird. Es gibt aber auch Tabletten, die unter die Zunge gelegt werden, und Schmelztabletten, die sich in der Mundhöhle auflösen.

- Eine Sonderform sind Retard- oder Depot- tabletten: Sie geben den Wirkstoff über einen längeren Zeitraum ab, sodass der Patient nicht so oft an die Einnahme denken muss.
- Achtung: Nicht jede Tablette darf geteilt oder zerkleinert werden.
- Am besten mit einem Glas Wasser schlucken.

Häufige Anwendungsgebiete: Bluthochdruck, Kopfschmerzen

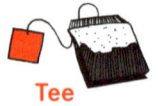

Tee

Zubereitung aus getrockneten und zerkleinerten Arzneipflanzen, die mit heißem Wasser übergossen oder abgekocht werden.

- Praktische Alternative zu Tees, die man aufgießen und abseihen muss: Fertigtees in Form von wasserlöslichem Pulver.
- Wie lange der Tee ziehen muss, steht in der Packungsbeilage.
- Für den zeitnahen Gebrauch gedacht. Nicht in der Thermoskanne aufbewahren.
- Tee vor Licht und Feuchtigkeit schützen, er könnte sonst verkeimen und schimmeln.

Häufige Anwendungsgebiete: Erkältung, Blasenentzündungen, Verdauungs- und Schlafprobleme

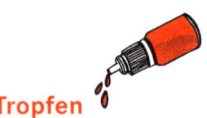

Tropfen

Flüssiges Arzneimittel, das in einem speziellen Fläschchen in Form von Tropfen dosiert werden kann.

- Da die Arzneistoffe bereits gelöst sind, wirken diese Medikamente meist schnell.
- Häufig enthalten Tropfen Alkohol. Wer keinen zu sich nehmen darf, sollte eventuell auf eine andere Arzneiform ausweichen.
- In der Regel werden Tropfen nicht pur geschluckt. In Wasser verdünnen und zügig trinken.

Häufige Anwendungsgebiete: Husten

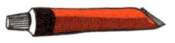

Vaginalcreme, Vaginalgel

Speziell für die Anwendung in der Scheide.

- Vor und nach der Anwendung Hände waschen. Tube nicht in Kontakt mit der Hautstelle bringen.
- Liegt ein Applikator bei, diesen nach der Anwendung mit warmem Wasser waschen, aber nicht auskochen.
- Am besten eine Slipeinlage tragen, da ein Teil der Creme wieder aus der Scheide laufen kann.

Häufige Anwendungsgebiete: Hormonmangel, Pilzinfektionen der Scheide

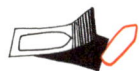

Zäpfchen

Torpedoförmige Arzneizubereitung, die in den After eingeführt wird und dort durch die Körperwärme schmilzt.

- Wenn möglich, vor der Anwendung den Darm entleeren.
- Mit dem stumpfen Ende voran tief in den After einführen. Ausnahme: Hämorriden-Zäpfchen. Diese sollten mit dem Finger noch ertastet werden können.

Häufige Anwendungsgebiete: Schmerzen, Fieber, Darmerkrankungen, Hämorriden

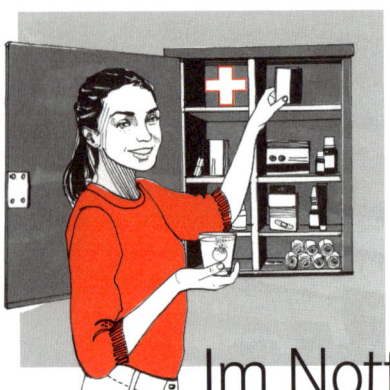

Im Notfall schnell zur Hand:

Die Hausapotheke

M itten in der Nacht kommt das Fieber. Der Magen-Darm-Infekt hat sich ausgerechnet den Sonntag ausgesucht, um die ganze Familie lahmzulegen. Die Hausarztpraxis hat geschlossen, die Apotheke vor Ort auch. Neun von zehn Deutschen waren schon einmal froh, dass sie in einem Notfall Medikamente oder Verbandmaterial zu Hause griffbereit hatten. Sie auch? Hier finden Sie die wichtigsten Tipps rund um das SOS-Set für den eigenen Haushalt.

Wo bewahre ich die Hausapotheke am besten auf?

▶ Nicht im Badezimmer! Trotzdem ist das der beliebteste Lagerungsort für Medikamente. Doch Feuchtigkeit und Wärme können den Wirkstoffen der Arzneien schaden. Aus diesem Grund kommt auch die Küche nicht infrage.

▶ Ideal ist ein kühler, trockener Platz in einem Raum, etwa dem Schlafzimmer oder dem Flur, den die Sonne nicht anstrahlt.

▶ Die Hausapotheke sollte schnell erreichbar, aber gleichzeitig gut geschützt sein vor dem Zugriff von Kindern. Im Idealfall befinden sich Arzneimittel und Verbandmaterial in einem Kästchen, das man abschließen kann.

Wie bewahre ich die Hausapotheke am besten auf?

▶ Die Arzneimittel in ihrer Originalverpackung lassen. So sind sie vor Licht und Staub geschützt – und es sieht auch gleich viel ordentlicher aus im Notfall-Set.

▶ Er ist unübersichtlich und schlecht zu falten – trotzdem besser zu jedem Medikament den Beipackzettel aufbewahren. Er enthält wichtige Infos, etwa über die richtige Dosierung oder mögliche Nebenwirkungen. Alles Wissenswerte rund um dieses Dokument finden Sie ab Seite 36.

▶ Nicht in die Hausapotheke gehören Reste rezeptpflichtiger Mittel, die der Arzt gegen eine akute Erkrankung verordnet hat – zum Beispiel eine Kortisonsalbe gegen ein Ekzem. Zu groß wäre eventuell die Versuchung, vermeintlich bekannte Symptome auf eigene Faust mit einem solchen Präparat zu behandeln.

▶ Großvorräte machen übrigens keinen Sinn. Eine Arznei-Ausstattung für circa drei Monate reicht völlig aus. Sonst wird es umso wahrscheinlicher, dass viele Medikamente verfallen.

Wie lange sind meine Medikamente haltbar?

▶ Auf jeder Arzneimittelpackung steht das Haltbarkeitsdatum. Dieses unbedingt beachten! Nach Ablauf des Datums ist nicht sicher, dass das Präparat noch optimal wirkt. Der Pharmahersteller haftet ab diesem Zeitpunkt nicht mehr für etwaige Schäden.

▶ Achtung: Bei manchen Medikamenten ist nicht nur das Haltbarkeitsdatum wichtig. Sie dürfen ab Anbruch der Packung nur eine bestimmte Zeit verwendet werden. Besonders häufig ist dies bei Flüssigkeiten der Fall, zum Beispiel bei Säften. Auch Augentropfen sollten sechs Wochen nach Anbruch entsorgt werden. Tipp: Notieren Sie auf der Verpackung das Datum, wann Sie diese angebrochen und das Präparat zum ersten Mal benutzt haben.

▶ Schließlich gibt es die Medikamente, die aus hygienischen Gründen nicht lange aufbewahrt werden sollten. Beispiel Nasenspray: Hatte es bereits Kontakt mit einer verschnupften Nase, besser nicht mehr weiter in der Hausapotheke lagern. Der Nächste, der das Nasenspray benutzt, könnte sich sonst mit den anhaftenden Keimen anstecken.

! Notieren Sie sich das Datum der ersten Anwendung.

Zeit zum Ausmisten

▶ Einmal pro Jahr ist es Zeit, die Hausapotheke zu kontrollieren. Was fehlt, was muss weg?

▶ Ist auf der Verpackung kein Haltbarkeitsdatum mehr zu lesen, dürfte das Arzneimittel mindestens ein paar Jahre alt sein. Sicherheitshalber nicht mehr verwenden.

▶ Bei der Kontrolle des SOS-Sets nicht nur auf das Haltbarkeitsdatum verlassen. Vor allem bei bereits angebrochenen Medikamenten auch auf Geruch und Aussehen achten. Die Tablette hat ihre Farbe verändert? Das Dragee hat einen Riss? Das Zäpfchen ist verformt? Der Hustensaft riecht seltsam? Dann besser weg damit!

▶ Nur wohin? Wie Privathaushalte Arzneien entsorgen sollen, ist in Deutschland nicht einheitlich geregelt. Eines gilt aber überall: nicht in die Toilette oder Spüle kippen! Eine mögliche Alternative ist der Hausmüll. Manche Kommunen halten spezielle Container am Recyclinghof bereit oder organisieren Schadstoff-Sammlungen. Auch viele Apotheken nehmen zu entsorgende Medikamente an. Allerdings ist dieser Service freiwillig, rechtlich verpflichtet sind die Apotheken dazu nicht.

Checkliste **Hausapotheke**

Das sollten Sie stets bei sich zu Hause haben:

Verbandmittel

- ☐ 2 Mullbinden, 6 cm breit
- ☐ 2 Mullbinden, 8 cm breit
- ☐ je 1 Verbandpäckchen klein, mittel, groß
- ☐ 1 Rolle Heftpflaster
- ☐ 1 Packung Pflasterstrips
- ☐ 1 Wundschnellverband 6 cm
- ☐ 1 Wundschnellverband 8 cm
- ☐ Verbandwatte
- ☐ 6 Sicherheitsnadeln
- ☐ Verbandklammern
- ☐ Splitterpinzette
- ☐ 1 Dreiecktuch
- ☐ 1 Verbandschere
- ☐ Kompresse für Brandverletzungen

Arzneimittel

- ☐ Schmerzmittel (z.B. mit den Wirkstoffen Ibuprofen, Acetylsalicylsäure oder Paracetamol)
- ☐ Halstabletten
- ☐ Durchfallmittel
- ☐ Elektrolytersatz bei Durchfallerkrankungen
- ☐ Mittel gegen Insektenstiche
- ☐ Wunddesinfektionsmittel
- ☐ Mittel gegen Sodbrennen
- ☐ Mittel gegen Lippenherpes (Fieberbläschen)

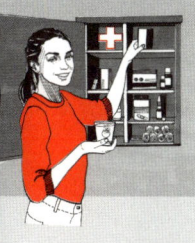

Krankenpflegeartikel
☐ Fieberthermometer
☐ Mundspatel
☐ Feindesinfektionsmittel

Sonstiges
Notfalladressen und Telefonnummern (Seite 158)
Erste-Hilfe-Anleitung (Seite 160)

Notizen _____

_____

_____

_____

_____

_____

_____

_____

_____

_____

_____

_____

Ihre Apotheke berät Sie dazu gerne

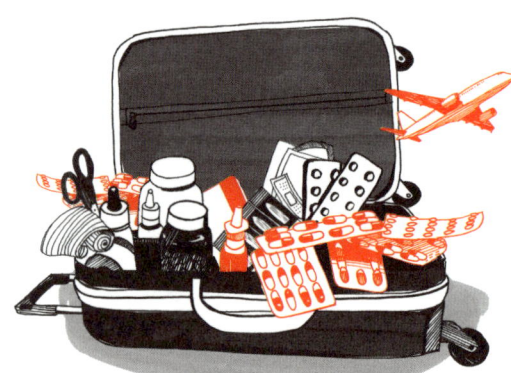

Für den Notfall
überall dabei:
Die Reiseapotheke

Krank im Urlaub – das wünscht sich natürlich niemand. Passiert es dann doch, kann es sich durchaus kompliziert gestalten, vor Ort die benötigten Medikamente zu erhalten. Vielleicht versteht man die Sprache nicht. Oder die medizinische Versorgung entspricht nicht den Standards, die man in Deutschland gewohnt ist. Deshalb besser eine Reiseapotheke mitnehmen mit Mitteln gegen die häufigsten Beschwerden wie Magen-Darm-Probleme oder Kopfschmerzen. Hier finden sie die wichtigsten Tipps für das Notfall-Paket in der Ferne.

Wie transportiere ich Arzneimittel im Flugzeug?

▶ Am besten im Handgepäck. Das gilt vor allem für Medikamente, die Sie dringend benötigen. Denn aufgegebenes Gepäck kann verloren gehen oder verspätet ankommen. Außerdem ist nicht ausgeschlossen, dass die Temperatur im Gepäckraum während des Fluges unter den Gefrierpunkt sinkt. Die meisten Säfte, Salben, Cremes oder Tropfen zersetzen sich bei solch extremen Bedingungen. Präparate zur Injektion, wie etwa Insulin für Diabetiker, büßen ihre Wirksamkeit ein.

▶ Doch Achtung: Für das Handgepäck gelten strenge Regelungen. Wer Medikamente mitführt, die unter das Betäubungsmittelgesetz fallen, muss für die Sicherheitskontrolle eine Bescheinigung seines Arztes dabeihaben. Dieser muss schriftlich – und am besten in englischer Sprache – bestätigen, dass ein Transport der Arzneien zwingend notwendig ist. Auch wer Spritzen mitnimmt, zum Beispiel wegen Diabetes oder Thrombosen, vermeidet mit einer ärztlichen Bescheinigung Missverständnisse.

▶ Arzneien unterliegen zudem den Vorschriften für Flüssigkeiten im Handgepäck. Maximal 100 Milliliter pro Behälter und insgesamt höchstens ein Liter dürfen in Tasche, Rucksack oder Trolley verstaut werden. Vergewissern Sie sich vor Abflug bei Ihrer Fluglinie oder dem Reiseveranstalter.

▶ Sie wollen Ihre Reiseapotheke lieber im Koffer aufgeben? Dann alle Arzneien gut verschließen und stoßsicher verpacken.

Wie transportiere ich Medikamente im Auto?

▶ Hitze stellt ein großes Problem dar. Ungeeignet für die Aufbewahrung ist deshalb das Handschuhfach, wo sich ein Wärmestau entwickeln kann. Die Rückbank empfiehlt sich ebenfalls nicht für den Transport von Medikamenten, dort sind sie nicht vor direkter Sonneneinstrahlung geschützt. Der beste Platz ist unter dem Fahrer- oder Beifahrersitz. Aber auch dort kann es unter Umständen zu warm werden, etwa wenn das geparkte Fahrzeug lange in der prallen Sonne steht.

▶ Sehr hitzeempfindliche Präparate können Sie eventuell in einer Kühltasche mitnehmen. Fragen Sie vorab in der Apotheke um Rat.

Tipps für alle Reisenden, die dauerhaft Medikamente nehmen müssen

▶ Nehmen Sie mehr mit, als für die geplante Reisedauer notwendig wäre. Man weiß nie, ob sich nicht zum Beispiel der Rückflug verzögert.

▶ Fertigen Sie eine Liste an mit den Namen der Präparate sowie den Wirkstoffbezeichnungen. Damit kannn auch ein Apotheker im Ausland etwas anfangen.

▶ Für den Fall, dass Sie sich im Urlaubsland ein verschreibungspflichtiges Medikament besorgen müssen: Rezept und Attest Ihres behandelnden Arztes mitnehmen.

▶ Vorsicht bei Psychopharmaka und Opiaten (starke Schmerzmittel): Manche Länder verbieten es strikt, solche Präparate einzuführen. Andere erlauben es, sofern der Reisende eine ärztliche Bescheinigung vorlegen kann. Tipp: vorab bei der Botschaft des Urlaubslandes erkundigen.

▶ Führt Sie die Urlaubsreise eine größere Strecke in Richtung Osten oder Westen, kann sich die Zeitverschiebung auf den Einnahmerhythmus der Medikamente auswirken. Bei Mitteln, die ein- oder zweimal am Tag genommen werden, am besten vom Arzt beraten lassen. Bei einem Flug nach Westen, der den Tag verlängert, ist eventuell eine zusätzliche Dosis nötig. Bei einem Flug nach Osten müssen Sie eventuell eine Dosis reduzieren oder sogar weglassen. Nach dieser Anpassung können Sie am Zielort die Medikamente weiter zur gewohnten Uhrzeit einnehmen.

▶ Einzige Ausnahme: die ausschließlich gestagenhaltige Minipille zur Empfängnisverhütung. Wer auch im Urlaub damit verhüten will, sollte die Zeitumstellung in kleinen Schritten vornehmen. Das kann bedeuten, dass Sie sich einen Wecker stellen müssen. Meistens ist es einfacher, für die Dauer des Urlaubs eine andere Verhütungsmethode zu wählen.

! Besorgen Sie sich vor der Reise ein Rezept oder Attest Ihres Arztes.

Checkliste Reiseapotheke

Unsere Liste dient als Anhaltspunkt. Wenn Ihre Reise in entfernte Gegenden mit schlechter Arzneiversorgung geht, kann es nötig sein, weitere Mittel mitzunehmen. Lassen Sie sich dazu in Ihrer Apotheke beraten. Das gehört in die Standard-Reiseapotheke:

Verbandmaterial
- ☐ Wundschnellverband, 6 cm breit
- ☐ Alternativ: Pflasterstrips
- ☐ Mullbinden in 2 bis 3 Größen, nicht elastisch und elastisch
- ☐ Elastische Binden mit Klammern
- ☐ 1 Päckchen sterile Kompressen, 10 x 10 cm
- ☐ 1 Rolle Heftpflaster, schmal
- ☐ Schere
- ☐ Pinzette
- ☐ Verbandpäckchen, klein

Krankenpflegeartikel
- ☐ Fieberthermometer (unbedingt digital. Der Bruch eines Quecksilberthermometers ist gefährlich, und hohe Temperaturen beim Transport können es schädigen.)

Arzneimittel
- ☐ Wunddesinfektionsmittel
- ☐ Brand- und Wundsalbe
- ☐ Mittel gegen Sonnenbrand und Allergie
- ☐ Mittel gegen Lippenherpes (Fieberbläschen)

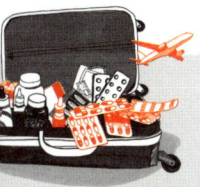

- ☐ Schmerzmittel (z. B. mit den Wirkstoffen Ibuprofen, Acetylsalicylsäure oder Paracetamol)
- ☐ Mittel gegen Durchfall (z. B. mit dem Wirkstoff Loperamid, Uzaratinktur, Kohletabletten)
- ☐ Mittel zum Ausgleich von Salzverlusten bei Durchfall
- ☐ Evtl. Lärmschutz
- ☐ Beruhigungs- und Schlafmittel
- ☐ Mittel gegen Reisekrankheit
- ☐ Sonnenschutzmittel
- ☐ Insektenschutzmittel (Repellents)
- ☐ Gel gegen Prellungen und Verstauchungen
- ☐ Mittel gegen Sodbrennen und Magen-übersäuerung
- ☐ Mittel gegen Halsschmerzen, Schnupfen und Husten

- ☐ Denken Sie auch an Mittel gegen Beschwerden, die Sie oft ereilen – etwa an eine Hämorriden-salbe, ein Kreislaufmittel, ein Präparat gegen Fußpilz oder gegen Verstopfung.

Notizen _____
_____
_____
_____
_____

Ihre Apotheke berät Sie dazu gerne

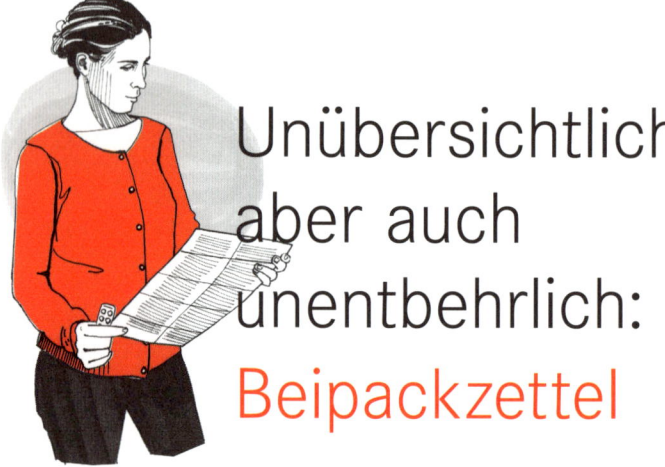

Unübersichtlich aber auch unentbehrlich:
Beipackzettel

Eine unterhaltsame Lektüre, der man sich gerne widmet – nein, das sind Packungsbeilagen nicht. Muss auf diesen Zetteln wirklich so viel stehen? Braucht es all die Fachausdrücke? Was das Dokument beinhalten muss, schreibt der Gesetzgeber genau vor. Für die Pharmahersteller ist der Beipackzettel in erster Linie dazu da, rechtlich möglichst auf der sicheren Seite zu sein. Der Patient klagt, weil seine Schmerztabletten ein Magengeschwür verursacht haben? Dann hat die Firma in der Regel nichts zu befürchten, sofern sie im Beipackzettel auf das mögliche Risiko hinweist. Welche Passagen Sie auf jeden Fall lesen sollten und was diese bedeuten: Hier haben wir wichtige Tipps zum Beipackzettel zusammengestellt.

Anwendungsgebiete (Indikationen)

Nicht erschrecken, die Liste kann sehr lang sein. Hier sind alle Krankheiten aufgeführt, gegen die das Medikament wirkt. Die Verordnung des Arztes bedeutet nicht, dass er alle diese Erkrankungen bei Ihnen festgestellt hat oder vermutet. Nicht für alle Anwendungsgebiete existiert ein verständlicher deutscher Ausdruck. Deshalb stehen in diesem Abschnitt zahlreiche Fremd- und Fachwörter.

Ihre Erkrankung suchen Sie in der Liste vergeblich? Dann handelt es sich vielleicht um einen sogenannten Off-Label-Gebrauch. Ärzte dürfen Arzneien auch für Anwendungsgebiete verschreiben, für die das Mittel eigentlich gar nicht zugelassen ist. Das passiert nur ausnahmsweise und in erster Linie im Bereich der Kinder- und Jugendmedizin. Achtung: In solchen Fällen ist nicht gesichert, dass die Krankenkasse die Kosten übernimmt.

Gegenanzeigen (Kontraindikationen)

Volle Aufmerksamkeit, bitte! Dieser Abschnitt des Beipackzettels ist für Patienten besonders wichtig. Er erläutert, bei welchen Erkrankungen oder unter welchen Umständen das Medikament **nicht** eingenommen werden darf. Manche Mittel sind zum Beispiel gefährlich für Menschen mit Asthma oder einem Magengeschwür. Ist eine Frau schwanger oder stillt sie, können manche Wirkstoffe dem Kind schaden.

Trifft ein Punkt zu, der unter Gegenanzeigen gelistet ist? Dann sofort den Arzt oder Apotheker informieren.

Über eine sogenannte **relative** Kontraindikation kann sich der Arzt in besonderen Ausnahmefällen hinwegsetzen, zum Beispiel wenn das betreffende Medikament das einzige ist, das gegen eine lebensbedrohliche Erkrankung wirkt. Eine **absolute** Kontraindikation dagegen verbietet den Einsatz der Arznei unter allen Umständen.

Wechselwirkungen

Nimmt jemand zwei oder mehr Medikamente ein, können diese sich gegenseitig beeinflussen. Zum Beispiel kann die Wirkung des einen schwächer werden, die des anderen stärker. Die Ausführungen dazu im Beipackzettel sind meist sehr kompliziert und für viele medizinische Laien nur schwer zu verstehen. Zur Klärung besser das Gespräch mit dem Arzt oder Apotheker suchen.

Achtung: Auch bei rezeptfreien Mitteln sind Wechselwirkungen möglich. Menschen, die Präparate gegen Bluthochdruck nehmen, müssen deshalb bei Grippemitteln vorsichtig sein. Und nicht nur Arzneien können sich in der Wirkung gegenseitig beeinflussen; auch manche Getränke und Nahrungsmittel spielen eine Rolle. Besonders oft trifft das zu auf Kaffee, Milchprodukte, Grapefruitsaft und Alkohol. Medikamente daher nur mit Wasser schlucken.

Nebenwirkungen

Dieses Kapitel bereitet Beipackzettel-Lesern in der Regel das größte Kopfzerbrechen. Studien zeigen sogar, dass die möglichen Nebenwirkungen viele davon abhalten, ein Medikament zu nehmen.

Der wichtigste Tipp lautet deshalb: Lassen Sie sich nicht verunsichern!

Pharmahersteller sind verpflichtet, alle Nebenwirkungen, die jemals bei der Erprobung und Anwendung der Arznei vorgekommen sind, in der Packungsbeilage zu nennen. Wie häufig diese aufgetreten sind oder wie schwerwiegend sie waren, spielt dabei keine Rolle.

Um Patient, Arzt und Apotheker zumindest einen gewissen Anhaltspunkt zu bieten, haben sich folgende Formulierungen durchgesetzt:

Sehr häufig: Die Nebenwirkung kommt bei mehr als jedem zehnten Patienten vor.
Häufig: Die Nebenwirkung kommt bei jedem zehnten bis hundertsten Patienten vor.
Gelegentlich: Die Nebenwirkung kommt in einem von hundert bis in einem von tausend Fällen vor.
Selten: Die Nebenwirkung kommt bei jedem tausendsten bis zehntausendsten Patienten vor.
Sehr selten: Die Nebenwirkung kommt bei weniger als einem von zehntausend Patienten vor.

Ob eine Nebenwirkung tatsächlich auftritt, hängt von unterschiedlichen Faktoren ab. Etwa davon, in welcher Dosis und über welchen Zeitraum das Arzneimittel eingenommen wird.

Warnhinweise

Diese sollten Sie unbedingt lesen. Viele der Informationen betreffen unmittelbar den eigenen Lebensalltag. Gilt etwa nach der Einnahme des Medikaments das Autofahren oder das Bedienen großer Maschinen als bedenklich, steht das in diesem Abschnitt.

Außerdem erfahren Patienten hier, ob ihre Arznei eine Substanz enthält, gegen die viele Menschen allergisch sind – zum Beispiel manche Konservierungsmittel. Oder ob das Mittel das Ergebnis von Labortests verfälschen könnte, etwa die Messung des Blutzuckerspiegels.

Dosierung und Art der Einnahme

Jede Packungsbeilage empfiehlt eine bestimmte Dosierung und Art der Anwendung. Daran sollten Patienten sich halten – sofern ihnen der Arzt nichts anderes gesagt hat.

Wichtig ist auch, ob das Medikament zu einer Mahlzeit oder unabhängig von Nahrungsmitteln eingenommen werden soll. Speisen und Getränke können die Aufnahme des Wirkstoffs in den Körper stark beeinflussen.

Hier lesen Sie, was die folgenden Angaben auf dem Beipackzettel bedeuten.

Nüchtern: Nehmen Sie das Medikament 30 bis 60 Minuten vor der nächsten Mahlzeit oder frühestens zwei Stunden nach der letzten Mahlzeit ein.

Vor dem Essen: Nehmen Sie das Arzneimittel ungefähr eine halbe Stunde vor der nächsten Mahlzeit ein.

Zum Essen: Nehmen Sie das Mittel entweder während der Mahlzeit oder unmittelbar danach ein.

Nach dem Essen: Dieser Einnahmehinweis ist sehr ungenau. In den meisten Packungsbeilagen wird die Angabe deshalb konkretisiert, zum Beispiel: eine Stunde nach dem Essen.

Unabhängig von der Mahlzeit: Sie können das Medikament zu einem beliebigen Zeitpunkt einnehmen.

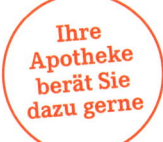

Ihre Apotheke berät Sie dazu gerne

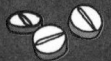

Tabletten

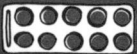

Dragees

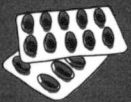

Kapseln

Viele Arzneien werden als Tablette, Dragee oder Kapsel geschluckt. Damit ihre Wirkung bei der Passage durch Magen und Darm erhalten bleibt, ist bei der Einnahme einiges zu beachten.

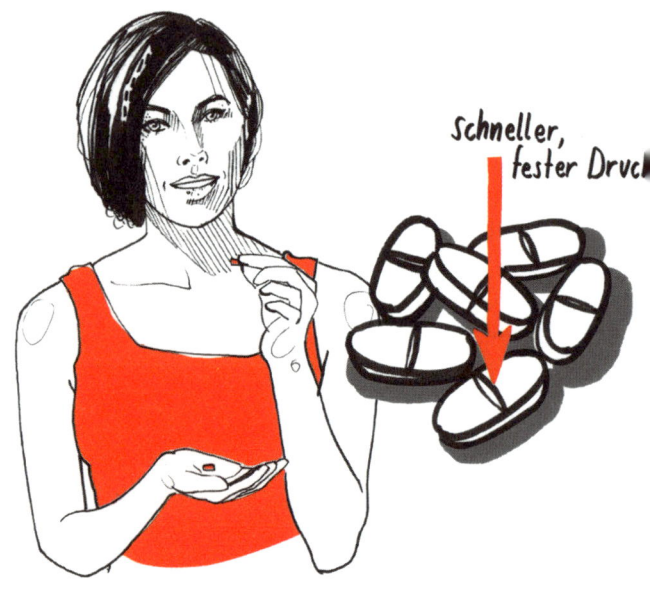

schneller, fester Druck

▷ **Das Problem:**

Ich muss eine Tablette teilen.

Das lässt sich nicht immer vermeiden. Mögliche Gründe können sein, dass schon die geringste verfügbare Dosierung zu stark ist oder die Dosis im Verlauf der Therapie angepasst werden muss. Oft betrifft das Kortisonpräparate oder Schilddrüsenhormone.

▷ Die Lösung:

Teilen Sie die Tablette durch möglichst schnellen und festen Druck. Wenn Sie den Druck nur allmählich aufbauen, führt das zu unterschiedlich großen Teilstücken und damit zu Dosierungsfehlern.

Bevor Sie aber eine Tablette teilen, unbedingt in der Apotheke nachfragen, ob sich das Medikament dafür eignet. Viele Tabletten dürfen nicht geteilt werden, wie zum Beispiel solche mit verzögerter Wirkstoff-Freisetzung (Retard-Präparate) oder solche, die nur eine sehr geringe Wirkstoffmenge enthalten.

Tipp:

Müssen Sie dauerhaft Tabletten halbieren oder vierteln, lohnt sich die Anschaffung eines Tabletten-Teilers. Fragen Sie in Ihrer Apotheke danach.

Eigene Notizen zu Ihrem Präparat: _____
_____
_____
_____

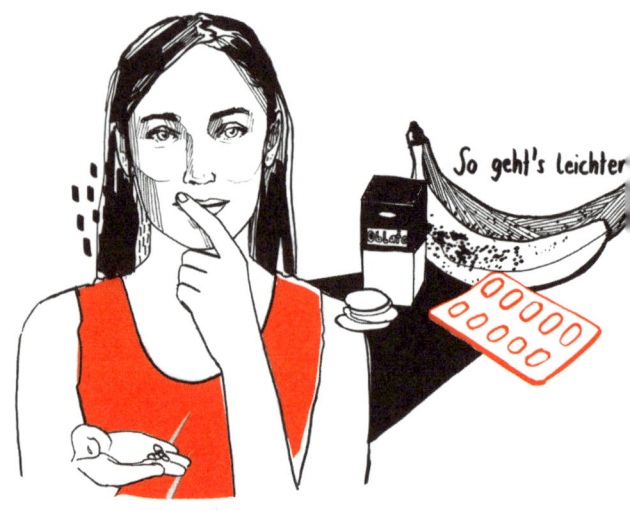

So geht's leichter

▷ **Das Problem:**

Mein Mund ist zu trocken, um die Tablette zu schlucken.

Tabletten bleiben auf der trockenen Mundschleimhaut haften und können nicht geschluckt werden.
Gefährlich wird es, wenn eine Tablette in der Speiseröhre stecken bleibt.

▷ Die Lösung:

Oft hilft es, die Tablette zum leichteren Schlucken in eine angefeuchtete Backoblate zu wickeln oder in ein Stück Banane zu drücken. Sie tun sich auch damit schwer? In der Apotheke gibt es spezielle dickflüssige Lösungen, die das Problem beheben können.

Auf keinen Fall die Tabletten ohne Rücksprache mit dem Arzt oder Apotheker einfach zerkleinern. Der Wirkstoff kann dadurch inaktiv oder in zu großen Mengen freigesetzt werden.

Tipp:

Mundtrockenheit kann auch als Nebenwirkung eines Medikaments auftreten, zum Beispiel bei Mitteln gegen Depressionen. Eventuell kann eine Umstellung auf ein anderes Präparat Abhilfe schaffen.

Eigene Notizen zu Ihrem Präparat: _____

_____

_____

_____

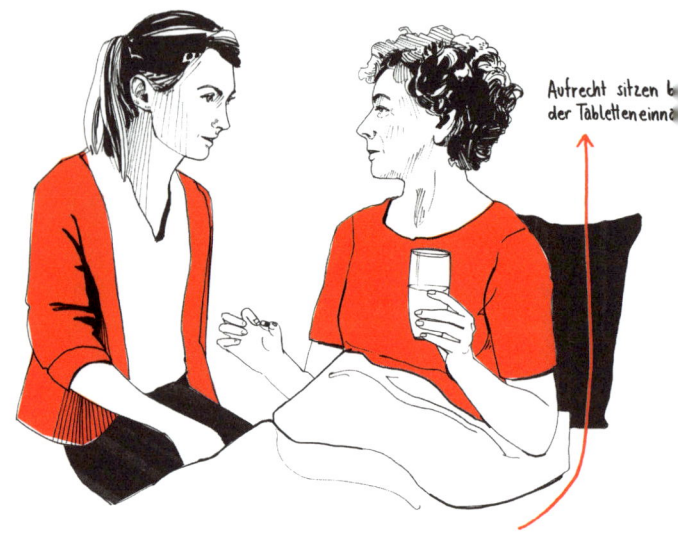

Aufrecht sitzen b[ei]
der Tabletteneinna[hme]

▷ **Das Problem:**

Eine bettlägerige Person muss Tabletten einnehmen.

Tabletten sollten immer in aufrechter Körperhaltung eingenommen werden, damit sie wirklich im Magen landen und nicht in der Speiseröhre stecken bleiben.

▷ Die Lösung:

Der Patient soll bei der Einnahme der Tablette aufrecht sitzen. Pflegebedürftigen kann zum Beispiel eine Schnur, die am Bettende angebracht wird, dabei helfen, sich aufzurichten. Gelingt dies nicht, müssen Angehörige die Person unterstützen.

Bei manchen Medikamenten muss die aufrechte Position sogar für mindestens 30 Minuten beibehalten werden. Dazu gehören die Bisphosphonate gegen Osteoporose. Sie können Geschwüre in der Speiseröhre verursachen, wenn sie dort haften bleiben.

Tipp:

Bettlägerige Patienten sollten nach der Einnahme von Tabletten immer einige Schluck Wasser nachtrinken, idealerweise ein Glas voll. Das kann verhindern, dass das Medikament im Hals stecken bleibt und sich bereits dort auflöst.

Eigene Notizen zu Ihrem Präparat: _____
_____
_____
_____

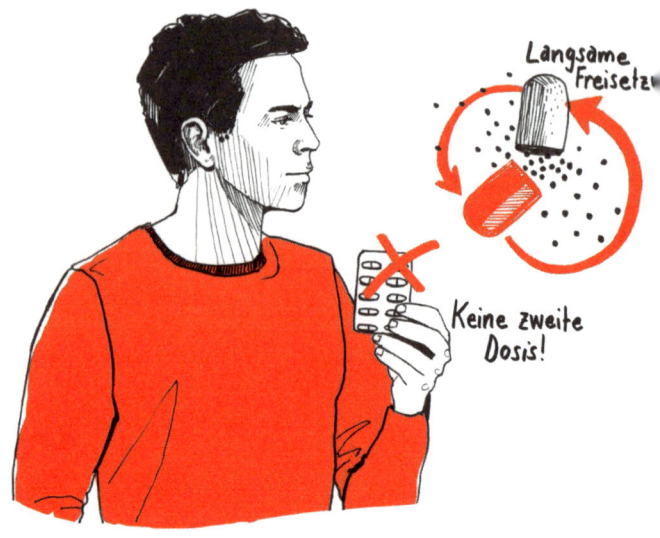

Langsame Freisetzu■

Keine zweite Dosis!

▷ **Das Problem:**

Das Schmerzmittel lindert meine Schmerzen nicht.

Viele Patienten mit chronischen Schmerzen nehmen Arzneimittel regelmäßig und vorbeugend. Doch was tun, wenn die Medikamente nicht gegen die Beschwerden helfen?

▷ Die Lösung:

Menschen mit chronischen Schmerzen, etwa Tumorpatienten, sollten mit ihrem Arzt einen Plan besprechen für den Fall, dass trotz des Medikaments Schmerzen auftreten. Am besten werden darüber auch die Angehörigen informiert.

Nicht eigenmächtig eine zweite Dosis der Arznei einnehmen. Viele schmerzlindernde Mittel setzen ihren Wirkstoff langsam über längere Zeit frei. Ein solches Retard- oder Depot-Präparat wirkt im Akutfall nicht schnell genug, bei doppelter Einnahme drohen jedoch starke Nebenwirkungen.

Tipp:

Rezeptfreie Schmerzmittel, etwa mit den Wirkstoffen Ibuprofen, Paracetamol oder Acetylsalicylsäure, nicht länger als drei Tage nacheinander und nicht häufiger als zehn Tage pro Monat nehmen. Sonst steigt das Risiko von Nebenwirkungen.

Eigene Notizen zu Ihrem Präparat: _____
_____
_____
_____

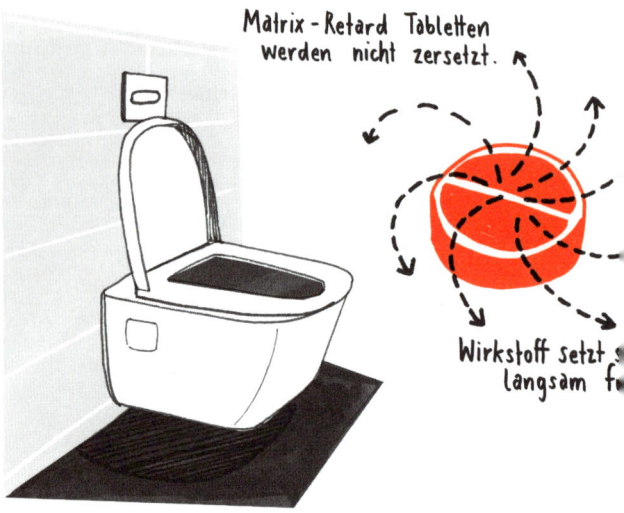

Matrix-Retard Tabletten werden nicht zersetzt.

Wirkstoff setzt s langsam f

▷ **Das Problem:**

Tablettenreste werden ausgeschieden.

Manchmal finden sich nach dem Stuhlgang scheinbar unveränderte Reste von Tabletten in der Toilette. Hat das Medikament dann überhaupt gewirkt?

▷ Die Lösung:

Diese Sorgen sind unbegründet. Manche Tabletten enthalten ein feines Kunststoffgerüst, in das der Wirkstoff eingebettet ist. Er wird daraus langsam freigesetzt. Solche sogenannten Matrix-Retard-Tabletten werden im Darm nicht zersetzt, sondern optisch weitgehend unverändert wieder ausgeschieden.

Unter anderem gehören einige Blutdrucksenker zu dieser Arzneimittelgruppe.

Tipp:

Manche Medikamente verfärben den Urin. Nach der Einnahme mancher Antidepressiva beispielsweise wird der Urin leicht grünlich. Das ist in diesem Fall völlig normal.

Eigene Notizen zu Ihrem Präparat: _____

_____

_____

_____

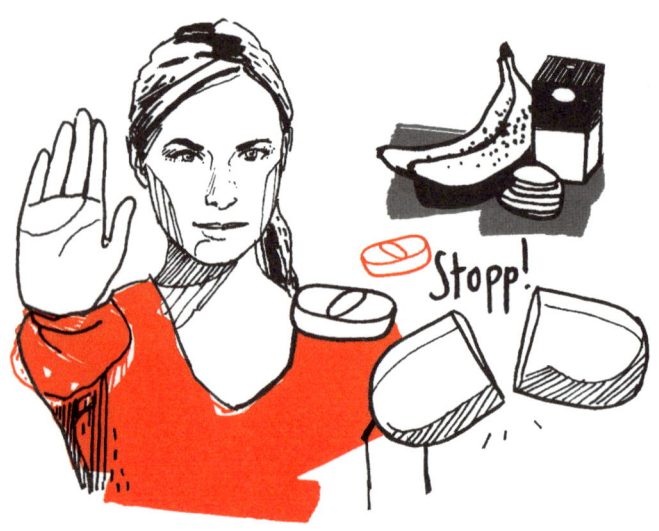

▷ **Das Problem:**

Ich möchte meine Tablette zerkleinern.

Schluckprobleme bei großen Tabletten sind der wichtigste Grund, warum Patienten Präparate vor dem Einnehmen zerstoßen. Manchmal ist das kein Problem, mitunter kann es aber gefährliche Folgen haben.

▷ **Die Lösung:**

Problematisch ist das Zerkleinern vor allem bei Arzneimitteln, die den Wirkstoff langsam über einen längeren Zeitraum freisetzen. Denn wenn solche Retard- oder Depot-Präparate vor dem Einnehmen zerkleinert oder geteilt werden, gelangt der Tagesbedarf an Wirkstoff möglicherweise in zu kurzer Zeit in den Körper. Nebenwirkungen und Symptome einer Überdosis können die Folge sein. Daher sollten Sie bei Schluckproblemen das Medikament zum Beispiel mit einer Banane schlucken oder in eine angefeuchtete Backoblate einwickeln.

Tipp:

Ob ein Arzneimittel zerkleinert werden darf, hängt nicht nur vom Wirkstoff ab, sondern auch von der Herstellungsmethode. Daher kann derselbe Wirkstoff je nach Hersteller manchmal zerkleinert werden, manchmal nicht. In der Apotheke kann man Sie dazu beraten.

Eigene Notizen zu Ihrem Präparat: _____
_____
_____
_____

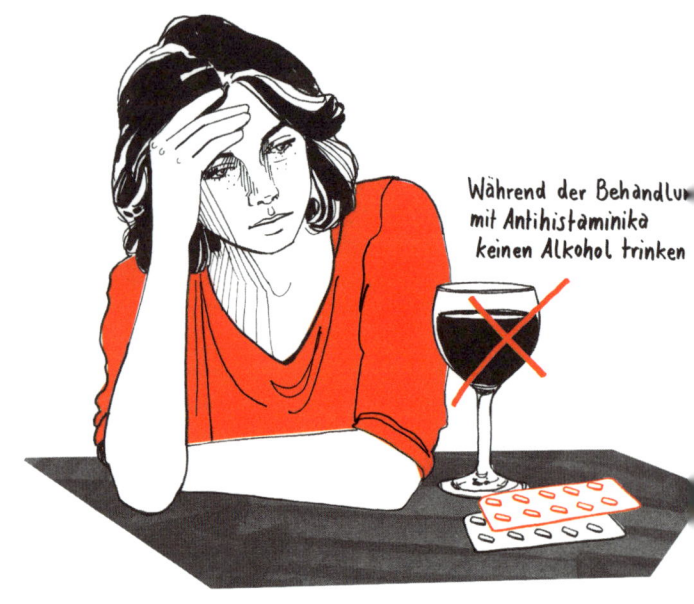

Während der Behandlung mit Antihistaminika keinen Alkohol trinken

▷ **Das Problem:**

Das Allergiemittel macht mich so müde.

Müdigkeit war eine häufige Nebenwirkung älterer Allergiemedikamente. Moderne Präparate machen deutlich weniger schläfrig und sind heute Standard in der Behandlung von Heuschnupfen und anderen Allergien.

▷ Die Lösung:

Auch wenn moderne Allergiemittel weniger müde machen, bemerken viele Patienten immer noch, dass sie durch die Tabletten schläfrig werden. Das gilt vor allem in der Anfangsphase der Behandlung. Mit der Zeit gewöhnt sich der Körper daran, die Nebenwirkung lässt nach.

Für die Dauer der Therapie am besten auf Alkohol verzichten. Er verstärkt die dämpfende Wirkung des Antiallergikums deutlich.

Tipp:

Wenn Sie sich durch den Einfluss der Arznei nicht fit und wach fühlen, fahren Sie besser nicht selbst Auto. Sie könnten sonst bei einem Unfall für die Schäden haften müssen.

Eigene Notizen zu Ihrem Präparat: _____

_____

_____

_____

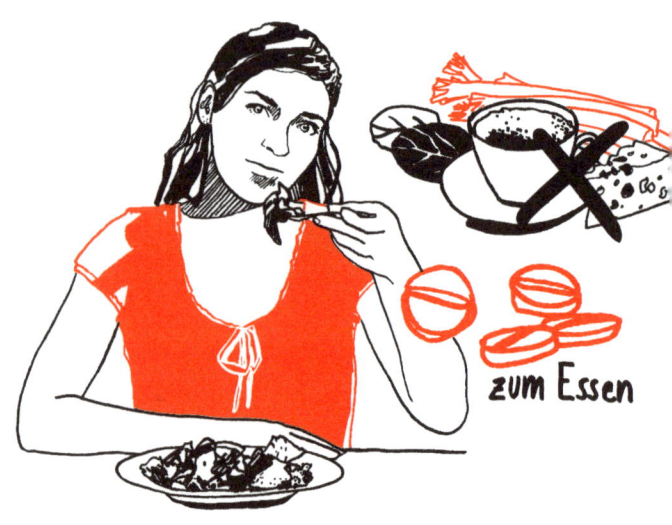

zum Essen

▷ **Das Problem:**

Ich vertrage die Eisentabletten nicht.

Hat der Arzt einen Eisenmangel festgestellt, lässt sich dieser durch Eisenpräparate schneller und zuverlässiger beheben als durch eine Ernährungsumstellung. Die Mittel sind jedoch nicht besonders magenverträglich.

▷ Die Lösung:

Wenn Sie das Präparat zum Essen nehmen anstatt vor der Mahlzeit, verringert das die Gefahr von Magenbeschwerden. Allerdings wird dann weniger vom enthaltenen Eisen aufgenommen.

Damit das Spurenelement an seinem Ziel im Körper ankommt, müssen Sie darauf achten, was Sie essen. Meiden Sie Nahrungsmittel mit eisenbindenden Inhaltsstoffen wie Spinat, Rhabarber und Milchprodukte. Zudem sollten Sie wegen der Gerbstoffe keinen Rotwein, Kaffee oder Tee zu sich nehmen. Speisen und Getränke, die viel Vitamin C enthalten, können die Aufnahme des Eisenpräparats dagegen verbessern.

Tipp:

Wenn Sie Arzneimittel nehmen müssen, die auf den Magen schlagen, schlucken Sie sie am besten zu einer leichten, fettarmen Mahlzeit. So schützt das Essen die Magenschleimhaut und liegt zudem nicht so lange im Magen wie zum Beispiel fettreiche Speisen.

Eigene Notizen zu Ihrem Präparat: _____
_____
_____
_____

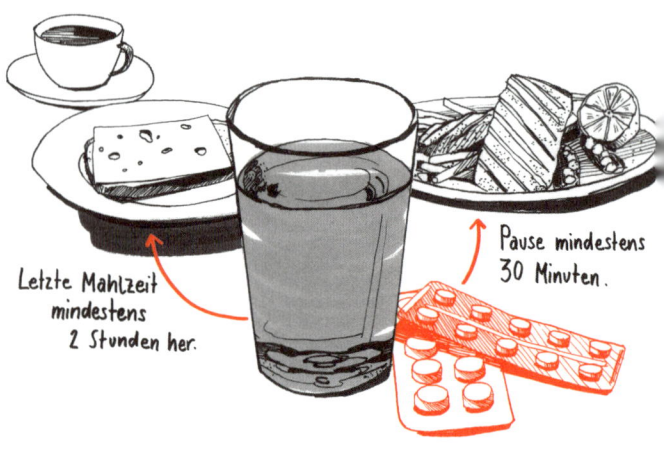

Letzte Mahlzeit
mindestens
2 Stunden her.

Pause mindestens
30 Minuten.

▷ **Das Problem:**

Ich soll meine Tabletten nüchtern einnehmen.

Viele Medikamente vertragen den Kontakt mit Nahrung nicht und müssen auf leeren Magen genommen werden.

▷ Die Lösung:

Nüchtern heißt nicht, dass Sie das Medikament unbedingt frühmorgens vor dem Frühstück nehmen müssen – auch wenn das für viele Patienten in der Tat am praktikabelsten ist.

Ansonsten gilt: Die letzte Mahlzeit sollte bei Medikamenteneinnahme mindestens zwei Stunden zurückliegen. Die Pause bis zum nächsten Essen sollte nach der Einnahme eine halbe bis eine Stunde betragen. Das verhindert, dass etwa ein Antibiotikum von der Magensäure zersetzt wird.

Tipp:

Medikamente wie Schilddrüsenhormone oder Bisphosphonate gegen Osteoporose, die Sie morgens nüchtern nehmen sollen, am besten im Nachtkästchen aufbewahren und schon am Vorabend ein Glas Wasser bereitstellen.

Eigene Notizen zu Ihrem Präparat: _____

_____

_____

_____

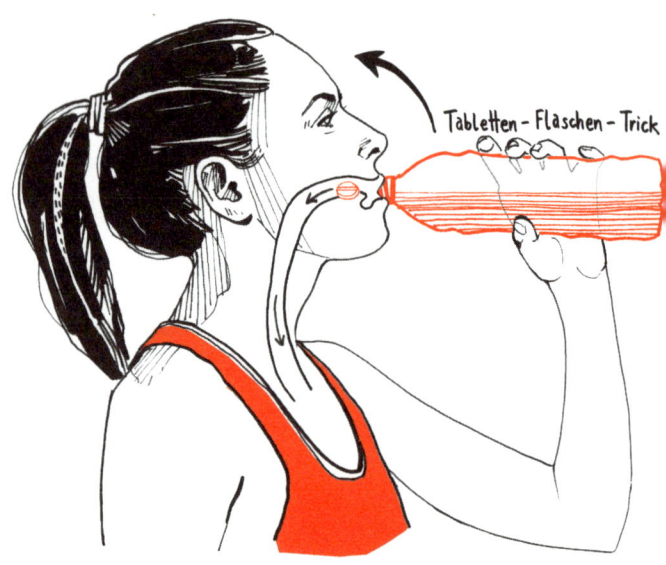

Tabletten-Flaschen-Trick

▷ **Das Problem:**

Ich kann die Tablette nicht gut schlucken.

Schauspieler, die in Filmen ein Medikament nehmen, trinken ein Glas Wasser und werfen dann den Kopf in den Nacken. Wer das nachmacht, bekommt Probleme.

▷ Die Lösung:

Tabletten lassen sich mit aufrechtem oder etwas nach hinten geneigtem Kopf am leichtesten hinunterschlucken. Bewährt hat sich dabei der sogenannte Tabletten-Flaschen-Trick: eine Plastikflasche mit stillem Wasser füllen, das Medikament auf die Zunge legen und die Flaschenöffnung fest mit den Lippen umschließen, sodass keine Luft in die Flasche strömen kann. Nun einen kräftigen Schluck aus der Flasche saugen, wobei diese sich zusammenziehen muss. Das Wasser bei leicht nach hinten geneigtem Kopf sofort schlucken. Die Tablette folgt der Schwerkraft zum Zungengrund und wird mitgespült.

Tipp:

Kapseln finden ihren Weg in den Magen besser, wenn man den Kopf nach vorne beugt. Dabei hilft der Nick-Trick: Nicken Sie kurz mit dem Kopf beim Schlucken, dann schwimmt die Kapsel im Rachenbereich auf und wird geschluckt.

Eigene Notizen zu Ihrem Präparat: _____

_____

_____

_____

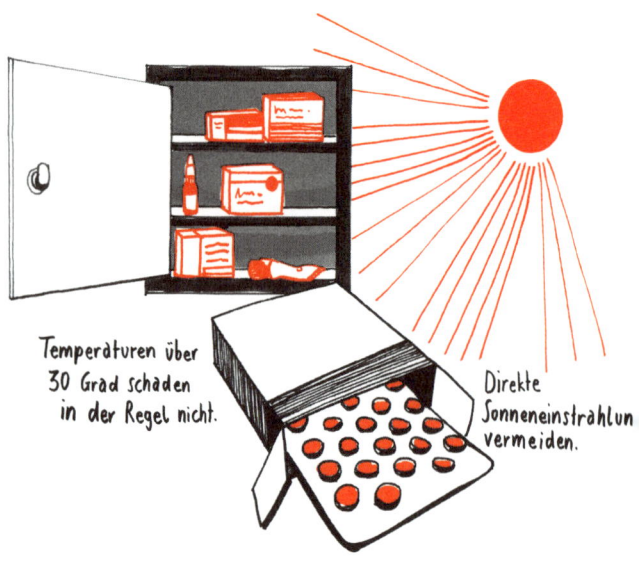

Temperaturen über 30 Grad schaden in der Regel nicht.

Direkte Sonneneinstrahlun vermeiden.

Im Sommer wird es in der Wohnung heiß.

Nicht über 25 Grad lagern, steht auf vielen Medikamentenschachteln. Was also tun, wenn es im Sommer für ein paar Tage im Haus deutlich wärmer wird?

▷ **Die Lösung:**

Der Hinweis, die Arznei vor Temperaturen von über 25 Grad zu schützen, gilt für Apotheken. Diese müssen die Präparate entsprechend kühl lagern, damit die Haltbarkeit gewährleistet bleibt.

Da Privatpersonen ihre Medikamente meist innerhalb weniger Monate aufbrauchen, schadet es den Mitteln in der Regel nicht, wenn die Temperatur im Raum kurzzeitig auf über 30 Grad steigt. Direkte Sonnenbestrahlung sollte man allerdings vermeiden.

Tipp:

Empfindlicher als Tabletten sind Zäpfchen und auch viele Cremes. Deshalb einmal im Jahr prüfen, ob die Arzneien in der Hausapotheke noch verwendet werden können.

Eigene Notizen zu Ihrem Präparat: _____

_____

_____

_____

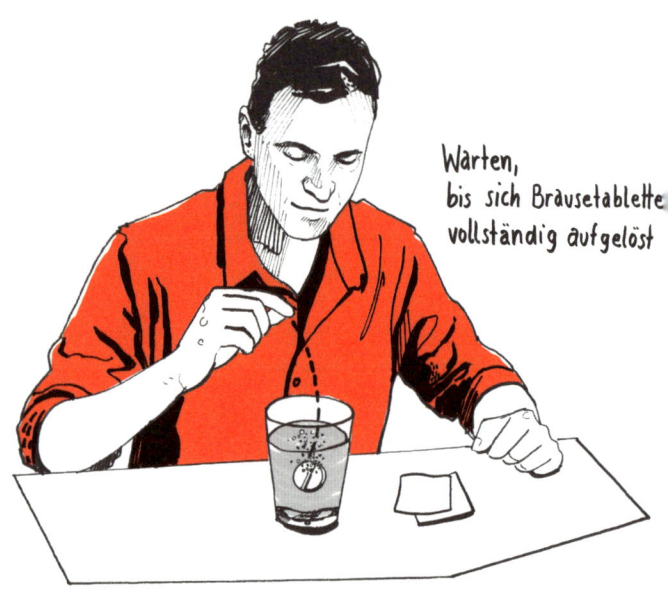

Warten,
bis sich Brausetablette
vollständig aufgelöst

▷ **Das Problem:**

Für Brausetabletten bin ich zu ungeduldig.

Je nach Präparat kann es bis zu eine Minute dauern,
bis sich eine Brausetablette aufgelöst hat.

▷ **Die Lösung:**

Einige schmerzstillende Wirkstoffe gibt es auch in dieser Darreichungsform. Wer eine Brausetablette nimmt, sollte allerdings warten, bis sie sich vollständig aufgelöst hat. Trinkt man die Arzneilösung, solange noch kleine Tablettenpartikel darin schwimmen, besteht die Gefahr, dass sich diese an die Schleimhaut der Speiseröhre heften und sie schädigen.

Der Vorteil von Brausetabletten: Patienten müssen zwar vor der Einnahme kurz warten, doch dafür tritt die Wirkung des Mittels schneller ein als bei einer Tablette zum Schlucken.

Tipp:

Normale Kopfschmerztabletten besser nicht in Wasser auflösen und trinken. Die Wirkstoffe schmecken sehr schlecht, vor allem Ibuprofen.

Eigene Notizen zu Ihrem Präparat: _____

_____

_____

_____

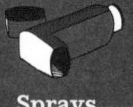

Sprays

Sprühen statt schlucken – so gelangt der Wirkstoff schnell, direkt und ohne unerwünschte Nebeneffekte ans Ziel. Bei der Anwendung kommt es jedoch auf die richtige Technik an.

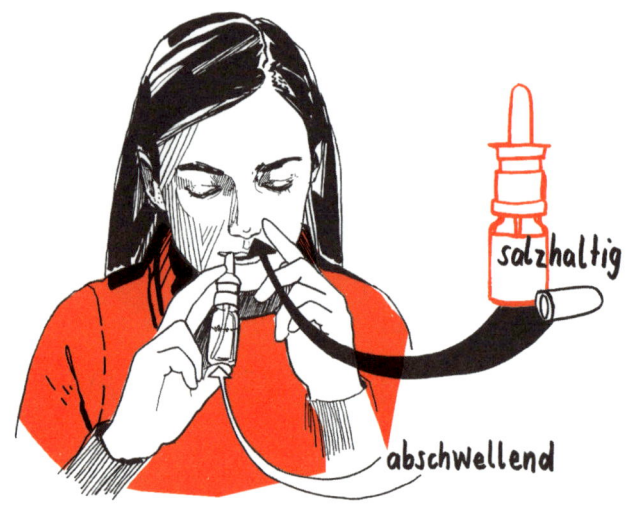

▷ **Das Problem:**

Die Nase ist ständig verstopft – trotz Schnupfenspray.

Abschwellende Nasensprays gegen Schnupfen sollten nicht länger als sechs Tage angewendet werden. Sonst gewöhnt sich die Schleimhaut an den Wirkstoff und schwillt dann beim Absetzen des Medikaments zu.

▷ Die Lösung:

Für den Nasenspray-Entzug haben sich zwei Methoden bewährt. Entweder das abschwellende Mittel für ein paar Tage nur in ein Nasenloch sprühen und in das andere eine salzhaltige Lösung geben. Ist das eine Nasenloch entwöhnt, kann man die abschwellenden Tropfen auch auf der anderen Seite absetzen.

Alternativ das Spray immer mit isotonischer Kochsalzlösung aus der Apotheke auffüllen, wenn das Fläschchen halb leer ist. Auf diese Weise wird die Wirkstoffkonzentration schrittweise gesenkt.

Tipp:

Wenn die Nase nach dem Entzug immer noch chronisch verstopft ist, sollte die Ursache ärztlich abgeklärt werden. Vielleicht steckt eine Allergie dahinter, die bisher nicht diagnostiziert wurde.

Eigene Notizen zu Ihrem Präparat: _____

_____

_____

_____

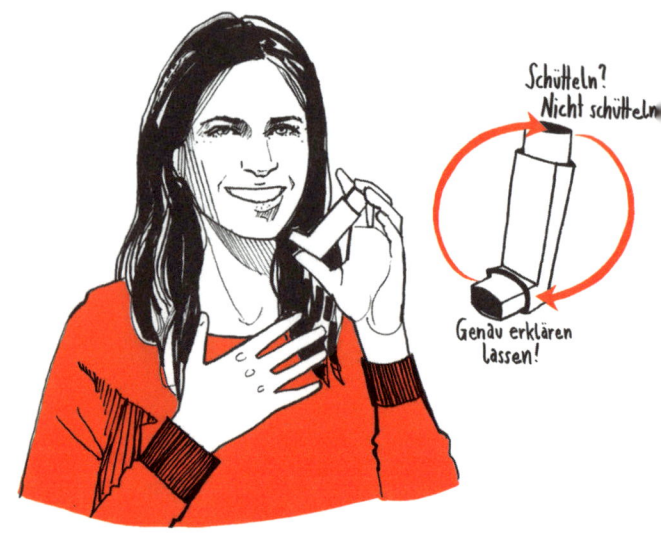

Mein Asthmaspray wirkt nicht richtig.

Studien zeigen, dass beim Einsatz von Asthmasprays oft Fehler gemacht werden. Besonders kritisch ist es, wenn Patienten ein neues Präparat verschrieben bekommen.

▷ Die Lösung:

Patienten sollten sich die richtige Anwendung in der Apotheke erklären lassen – auch wenn sie das Mittel schon lange verwenden. Beim Gebrauch schleichen sich mit der Zeit Fehler ein.

Besonders wichtig ist Expertenrat jedoch, wenn ein neues Mittel verordnet wird. Manche Sprays müssen vor der Anwendung geschüttelt werden, bei anderen ist genau das falsch, weil der Wirkstoff dadurch aus dem Inhalator entfernt wird.

Tipp:

Bereitet die Inhalation große Schwierigkeiten, kann die Verordnung einer Inhalierhilfe sinnvoll sein. Bei kleinen Kindern ist es mitunter am besten, das Dosieraerosol zeitweilig durch einen Inhalator zu ersetzen.

Eigene Notizen zu Ihrem Präparat: _____

_____

_____

_____

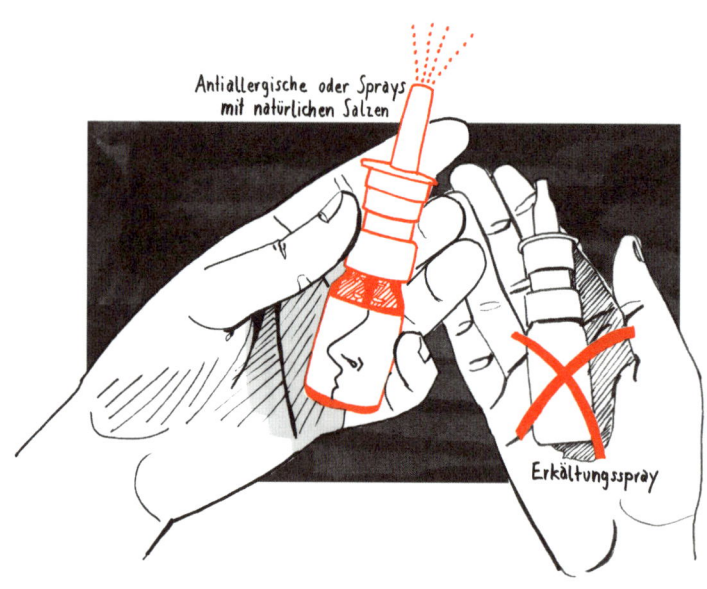

Antiallergische oder Sprays
mit natürlichen Salzen

Erkältungsspray

▷ **Das Problem:**

Mein Erkältungsspray will ich auch gegen Heuschnupfen nutzen.

Abschwellende Nasensprays gegen Erkältung machen auch bei Heuschnupfen die Nase frei – sind aber nicht für die Allergie-Therapie gedacht.

▷ Die Lösung:

Arzneimittel sollten grundsätzlich nur für die Beschwerden verwendet werden, für die sie laut Gebrauchsinformation zugelassen sind. Die abschwellenden Wirkstoffe im Schnupfenspray, das Sie während der letzten Erkältung gekauft haben, sind nicht zum Dauergebrauch geeignet. Es kann deshalb der Nasenschleimhaut schaden, wenn man das Präparat während der gesamten Pollensaison gegen Heuschnupfen nutzt. Besser eignen sich spezielle antiallergische Varianten.

Tipp:

Eine mögliche Alternative sind Nasensprays mit natürlichen Salzen. Diese wirken nicht so intensiv, eignen sich aber sowohl für Erkältungs- als auch für Heuschnupfen.

Eigene Notizen zu Ihrem Präparat: _____
_____
_____
_____

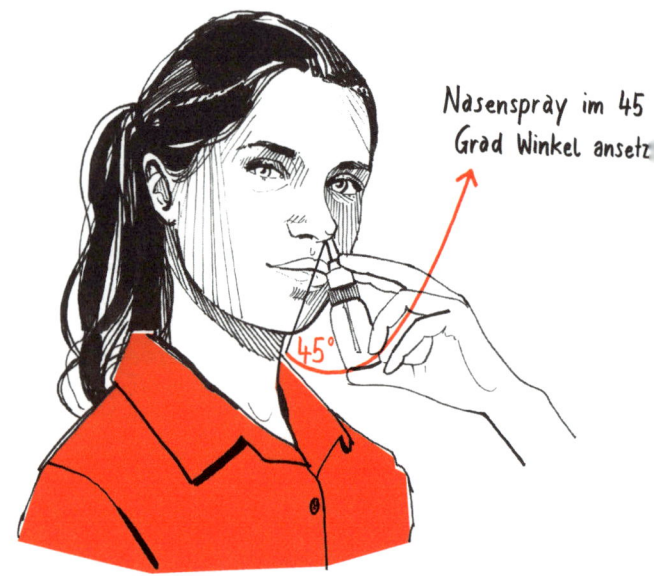

Nasenspray im 45 Grad Winkel ansetz

45°

▷ **Das Problem:**

Das Nasenspray läuft mir in den Rachen.

Die Wirkstoffe von Nasensprays hinterlassen einen bitteren Geschmack, wenn sie in den Rachen laufen. Das ist unangenehm, aber nicht gefährlich.

▷ Die Lösung:

Zwischen der Nasenhöhle und dem Rachenraum gibt
es eine Verbindung. Wird ein Nasenspray nicht
richtig angewendet, läuft die Lösung in den Rachen.
Achten Sie darauf, den Behälter in einem Winkel
von etwa 45 Grad anzusetzen, dann gelangt die Flüssigkeit genau auf die Schleimhaut.

Bei Quetschfläschchen nicht zu viel Druck ausüben,
sonst wird die Arzneilösung nicht als feiner Nebel,
sondern als dünner Strahl freigesetzt, der in den
Rachen läuft.

Tipp:

Lässt sich das Problem nicht beheben, kann man
von der Quetschflasche auf ein Zerstäuberspray
umsteigen. Das erfordert bei der Anwendung weniger
Geschicklichkeit.

Eigene Notizen zu Ihrem Präparat: _____

_____

_____

_____

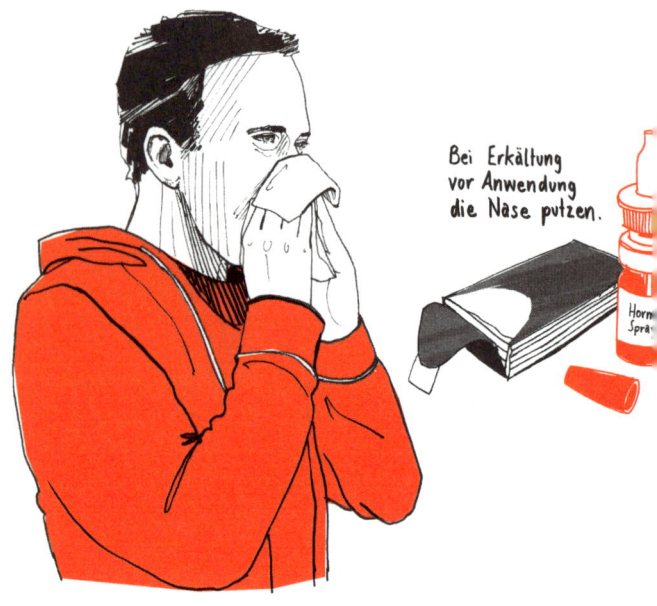

Bei Erkältung
vor Anwendung
die Nase putzen.

▷ **Das Problem:**

Ich nehme Hormone als Nasenspray. Wirkt es auch bei Schnupfen?

Patienten mit Prostatakrebs oder bestimmten Hormonstörungen müssen regelmäßig hormonhaltige Nasensprays anwenden. Keine Sorge: Ein Schnupfen blockiert die Wirkung nicht.

Manche Hormone werden gut über die Nasenschleimhaut aufgenommen, sodass sie nicht
ins Blut injiziert werden müssen. Die möglichen
Anwendungsgebiete reichen von Hormonstörungen über nächtliches Bettnässen bis hin
zu Prostatakrebs. Studien haben gezeigt, dass
eine Erkältung die Aufnahme über die Nase nicht
stark beeinträchtigt.

Im Normalfall reicht es aus, wenn Sie sich vor
der Anwendung die Nase putzen. In Ausnahmefällen ist nach Rücksprache mit dem Arzt für
die Zeit der Erkältung eine häufigere Anwendung
des Sprays nötig.

Tipp:

Wer dauerhaft Medikamente einnehmen muss
und nun eine Erkältung oder eine Grippe mit
rezeptfreien Arzneien bekämpfen will, sollte
sich beim Arzt oder Apotheker über eventuelle
Wechselwirkungen informieren.

Eigene Notizen zu Ihrem Präparat: _____

_____

_____

_____

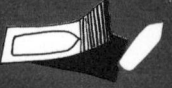

Zäpfchen

Zäpfchen gehören nicht zu den beliebtesten Arzneiformen. Ein Mittel über den Enddarm zu verabreichen, hat jedoch Vorteile: Das Medikament wirkt schnell und schont den Magen.

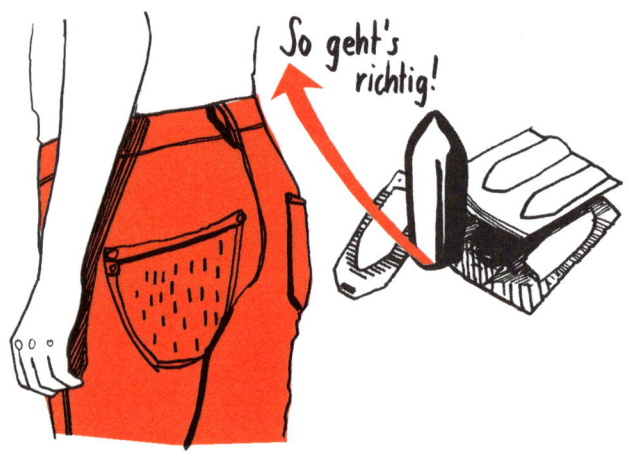

So geht's richtig!

▷ **Das Problem:**

Die Zäpfchen gegen Hämorriden wirken nicht optimal.

Machen vergrößerte Hämorriden Beschwerden, stillen spezielle Zäpfchen den Schmerz – aber nur, wenn sie richtig angewendet werden.

▷ Die Lösung:

Die örtlich wirkenden Stoffe der Präparate nützen nur, wenn sie im Bereich des Hämorridalpolsters am Darmausgang platziert sind. Deshalb müssen Hämorridenmittel anders eingeführt werden als Zäpfchen gegen Schmerzen oder Fieber – nämlich weniger tief.

Manche Präparate haben an ihrem Ende ein Bändchen oder eine Mulleinlage, die sicherstellt, das das Zäpfchen richtig sitzt.

Tipp:

Zusätzlich zu den Zäpfchen können Patienten die Beschwerden durch Sitzbäder mit Eichenrindenzusatz lindern. Für die äußere Anwendung eignen sich zudem Salben.

Eigene Notizen zu Ihrem Präparat: _____

_____

_____

_____

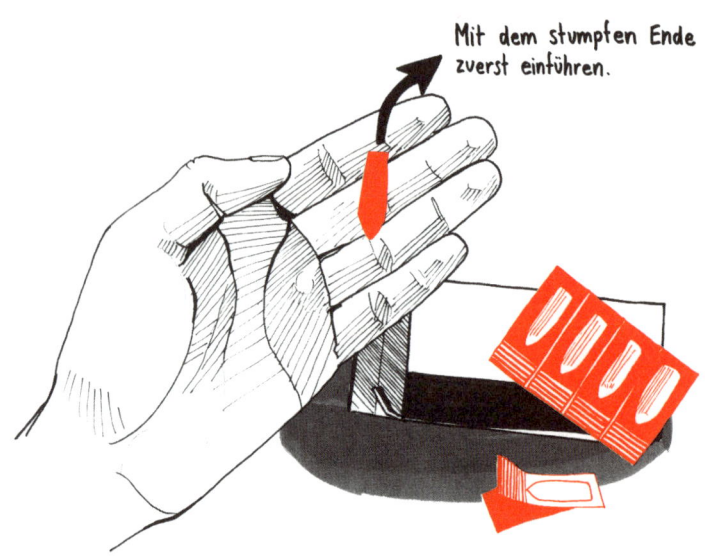

Mit dem stumpfen Ende zuerst einführen.

▷ **Das Problem:**

Das Zäpfchen flutscht wieder heraus.

Beim Einführen kann das Zäpfchen ein Fremdkörpergefühl hervorrufen – was dazu führt, dass die Darmmuskulatur es wieder aus dem Darm herausdrückt.

▷ Die Lösung:

Das Zäpfchen mit dem stumpfen Ende voran einführen. Dadurch wird es besser im Darm gehalten und rutscht nicht so leicht heraus.

Es sollte zudem tief in den Darm eingeführt werden, sodass man es mit dem Finger gerade noch tasten kann. Am besten einen Gummifingerling benutzen und das Zäpfchen erst nach dem Stuhlgang verwenden.

Tipp:

Bei Babys und Kleinkindern können die Eltern nach dem Einführen des Zäpfchens kurz die Pobacken zusammendrücken, um das Arzneimittel im Darm zu halten.

8

Eigene Notizen zu Ihrem Präparat: _____

_____

_____

_____

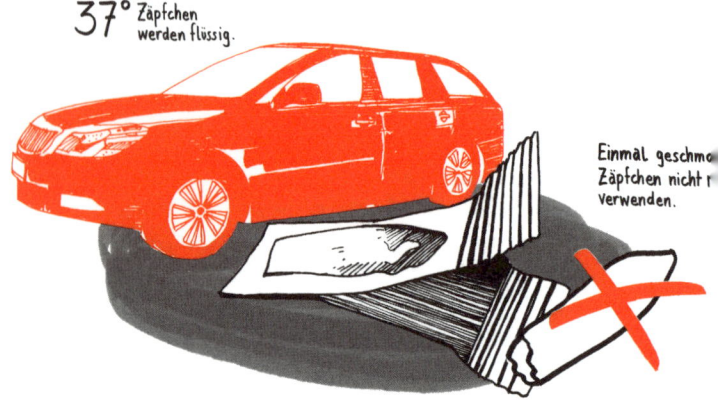

37° Zäpfchen werden flüssig.

Einmal geschmo[...] Zäpfchen nicht [...] verwenden.

▷ Das Problem:

Das Zäpfchen ist geschmolzen.

Bei etwa 37 Grad werden Zäpfchen flüssig. Vor
allem beim Transport im warmen Auto kann es leicht
passieren, dass das Medikament schmilzt.

▷ **Die Lösung:**

Leider bleibt nichts anderes übrig als die Zäpfchen
zu entsorgen. Ob das über den Hausmüll geschehen
kann, sagt Ihnen Ihre Apotheke. Einmal geschmolzene
Zäpfchen sind nicht mehr verwendbar. Durch das
Schmelzen entmischen sich die Wirkstoffe und die
Fettgrundlage. Möglich ist auch, dass der fein verteilte
Wirkstoff beim Erstarren auskristallisiert und dann
nicht mehr vom Körper aufgenommen werden kann,
wenn das Zäpfchen angewendet wird.

Tipp:

Wer Zäpfchen in der Reiseapotheke mitführen möchte,
sollte sie in eine Kühltasche packen. Auch Salben
vertragen Hitze oft schlecht.

Eigene Notizen zu Ihrem Präparat: _____

_____

_____

_____

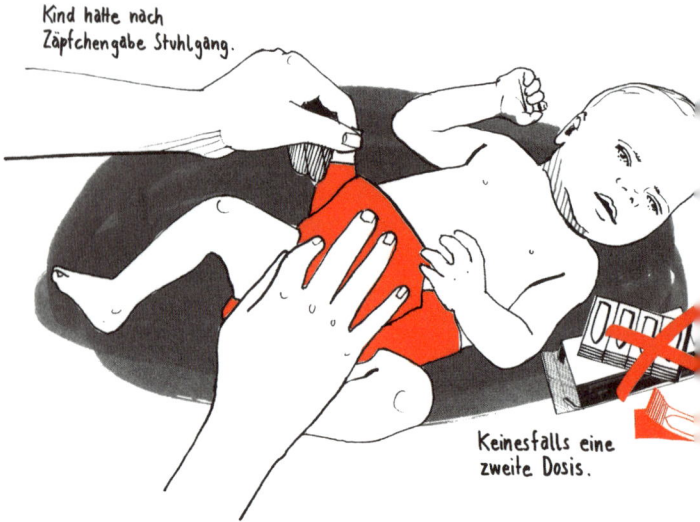

Kind hatte nach
Zäpfchengabe Stuhlgang.

Keinesfalls eine
zweite Dosis.

▷ **Das Problem:**

Stuhlgang nach der Zäpfchengabe.

Wird das Zäpfchen mit dem Stuhl wieder ausgeschieden,
kann es nicht wirken. Möglicherweise ist aber schon
ein Teil der Dosis im Körper des Patienten angekommen.

▷ **Die Lösung:**

Der schmerzstillende und fiebersenkende Wirkstoff
Paracetamol wird innerhalb von vier Stunden nach
Gabe eines entsprechenden Zäpfchens in den Körper
aufgenommen. Daher ist es wichtig, dass es unmittelbar nach dem Stuhlgang angewendet wird.

Ist das nicht möglich oder hat das Kind Durchfall,
muss man damit rechnen, dass die Wirkung beeinträchtigt ist. Sie sollten dem Kind trotzdem keine
zweite Dosis verabreichen. Paracetamol kann die Leber
schädigen, wenn es überdosiert wird.

8

Tipp:

Muss das Fieber unbedingt gesenkt werden, können
Eltern nach Rücksprache mit dem Arzt statt eines
weiteren Paracetamol-Zäpfchens eine Dosis Ibuprofen
verabreichen. Dieser Wirkstoff belastet die Leber
weit weniger, weshalb er in vielen Fällen zusätzlich zu
Paracetamol gegeben werden kann.

!

Eigene Notizen zu Ihrem Präparat: _____

_____

_____

_____

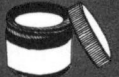
Salben

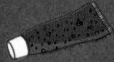
Gele

Cremes

Die Haut ist ein empfindliches Organ. Was beim Auftragen von wirkstoffhaltigen Salben, Gelen oder Cremes zu beachten ist.

9

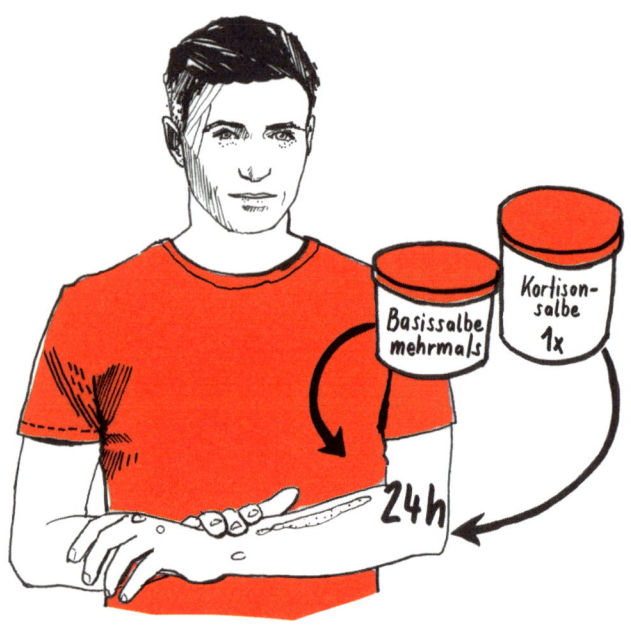

Die Kortisonsalbe hilft nicht lange genug.

Oft verordnet der Arzt bei Neurodermitis oder Schuppenflechte Salben und Cremes mit kortisonähnlichen Wirkstoffen (Kortikoiden). In der Regel sollen Patienten diese einmal täglich auftragen. Was tun, wenn das die Beschwerden nicht für den ganzen Tag lindert?

▷ Die Lösung:

Patienten können mehrmals am Tag eine wirkstoff-
freie Salbe benutzen, deren Zusammensetzung
ansonsten der Kortisonsalbe entspricht. Das mo-
bilisiert Wirkstoff-Moleküle, die in der Hornschicht
der Haut eingelagert sind.

In der Apotheke sind solche Basissalben ohne
Rezept erhältlich. Wenn es keine genau passende
gibt, kann man Ihnen dort ein geeignetes Produkt
empfehlen.

Tipp:

Patienten mit Neurodermitis oder Schuppenflechte
sollten die Basispflege ihrer Haut auch in der
beschwerdefreien Zeit fortsetzen. Das beugt
akuten Verschlimmerungen vor.

9

Eigene Notizen zu Ihrem Präparat: _____

_____

_____

_____

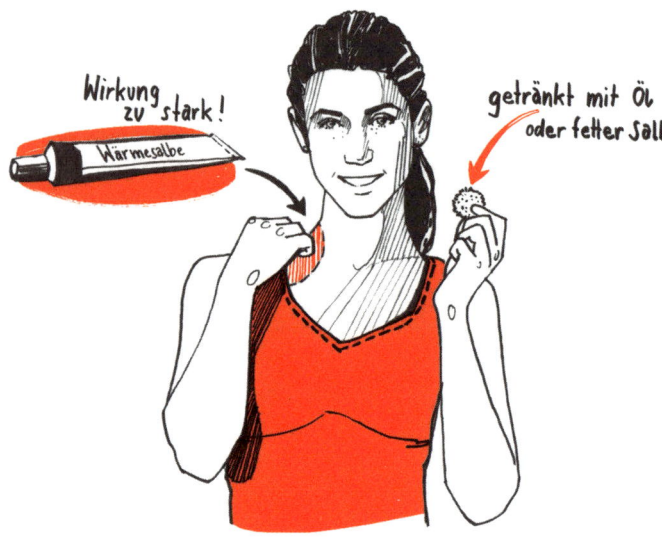

Wirkung zu stark!

Wärmesalbe

getränkt mit Öl oder fetter Salb

▷ **Das Problem:**

Die Wärmesalbe brennt zu stark.

Vielleicht wurde die Wirkung der Salbe unterschätzt, oder es wurde zu viel aufgetragen. Jetzt fühlt sich die Wirkung unangenehm an – und das kann mehrere Stunden anhalten.

Die Lösung:

In diesem Fall hilft etwas fettreiche Hautcreme oder Vaseline auf einem Wattepad. Notfalls geht auch Speiseöl. Damit lassen sich die fettlöslichen Inhalts-stoffe der Wärmesalbe gut von der Haut entfernen. Das Brennen sollte dann schnell nachlassen.

Tipp:

Auch wenn Sie häufig unter Verspannungen oder Muskelschmerzen leiden, sollte Sie das nicht von körperlicher Aktivität abhalten. Maßvolle Bewegung ist wichtig, um langfristig schmerzfrei zu werden.

Eigene Notizen zu Ihrem Präparat: _____

_____

_____

_____

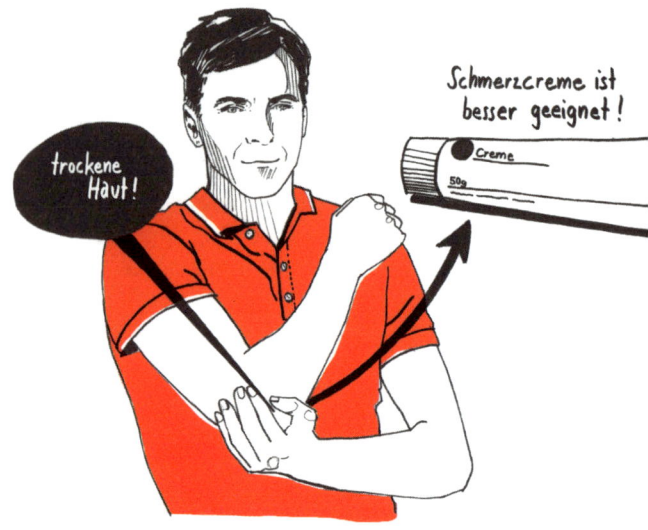

▷ **Das Problem:**

Mein Schmerzgel trocknet die Haut aus.

Entzündungshemmende Gele sind für viele Patienten mit Arthrose eine gute Alternative zur Einnahme von Schmerzmitteln. Die Präparate können aber auf Dauer die Haut austrocknen. Das gilt vor allem für ältere Menschen, deren Haut ohnehin schon trocken ist.

▷ **Die Lösung:**

Für Menschen mit trockener Haut eignet sich oft eine Creme mit demselben Wirkstoff besser als ein Gel. Das Gel besitzt einen zusätzlichen Kühleffekt, weshalb es oft bei Sportverletzungen empfohlen wird. Es lindert jedoch auch chronische Gelenkschmerzen

Tipp:

Lassen Sie sich in der Apotheke beraten, was Sie gegen trockene Haut tun können. Oft sind die verwendeten Reinigungsmittel nicht geeignet. Vielleicht profitiert Ihre Haut von einem gelegentlichen Ölbad.

9

Eigene Notizen zu Ihrem Präparat: _____

_____

_____

_____

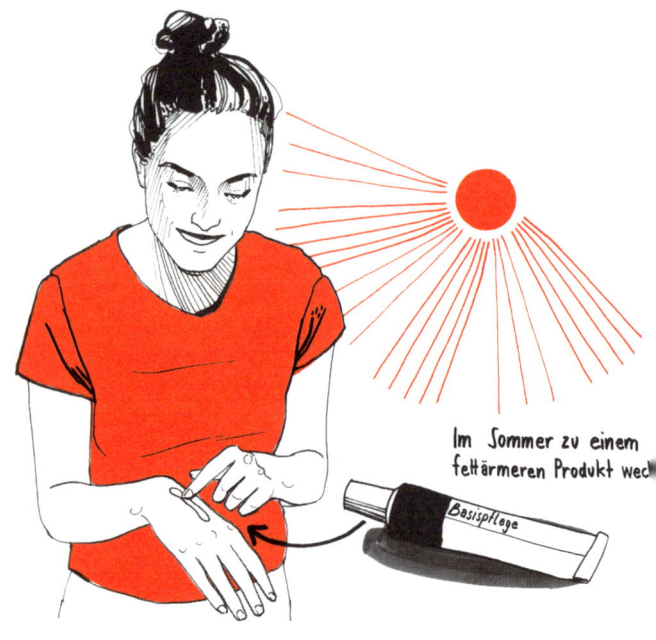

Im Sommer zu einem fettärmeren Produkt wech[...]

Basispflege

Mein Hautproblem verschlechtert sich im Sommer.

Der Zustand der Haut kann sich durch den Wechsel der Jahreszeiten verändern. Wer das beim Cremen und Reinigen nicht berücksichtigt, riskiert Beschwerden.

▷ **Die Lösung:**

Patienten mit chronischen Hautproblemen wie
Neurodermitis oder Schuppenflechte brauchen eine
regelmäßige Basispflege, die sie gut vertragen und
die ihre Beschwerden möglichst im Zaum hält. In der
warmen Jahreszeit ist es häufig sinnvoll, zu einem
fettärmeren Produkt zu wechseln. Fettreiche Präparate
können die Verdunstung von Schweiß verhindern.
Deshalb verursachen sie eventuell einen Wärmestau
auf der Haut, der Beschwerden wie etwa Schwellungen
oder Juckreiz verstärkt.

Tipp:

Sonne in Maßen tut der Haut von Schuppenflechte-
und Neurodermitis-Patienten gut. Vermeiden Sie
aber Sonnenbrände. Verwenden Sie ein Sonnenschutzmittel aus der Apotheke, das Ihre Haut gut ver-
trägt, und meiden Sie die pralle Sonne in der Mittags-
zeit zwischen 11 und 15 Uhr.

9

Eigene Notizen zu Ihrem Präparat: _____

_____

_____

_____

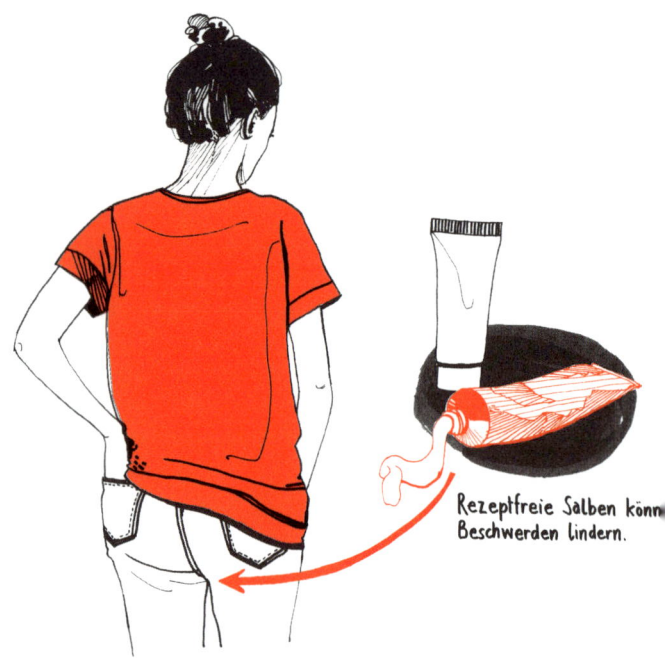

Rezeptfreie Salben könn[...]
Beschwerden lindern.

Mich juckt es im Analbereich.

Dieses lästige Problem versuchen viele Patienten
auf eigene Faust zu lösen – zu groß ist die Scham, den
Arzt oder Apotheker um Rat zu fragen.

▷ Die Lösung:

Bei Problemen im Analbereich müssen zunächst
ernsthafte Ursachen wie Fissuren oder schlimmsten-
falls eine Tumorerkrankung ausgeschlossen werden.
Liegt nichts Derartiges vor, können rezeptfreie Salben
die Beschwerden lindern. Benutzen Sie aber nur
spezielle Produkte, die für diese Körperregion gemacht
sind. Die Haut im Analbereich ist besonders empfind-
lich und deshalb anfälliger für Allergien.

Tipp:

Häufig liegt die Ursache in einer unzweckmäßigen oder
übertriebenen Hygiene nach dem Stuhlgang. Am
besten auf feuchtes, parfümiertes Toilettenpapier
verzichten, nicht zu stark reiben und stattdessen mit
etwas lauwarmem Wasser reinigen.

9

Eigene Notizen zu Ihrem Präparat: _____

_____

_____

_____

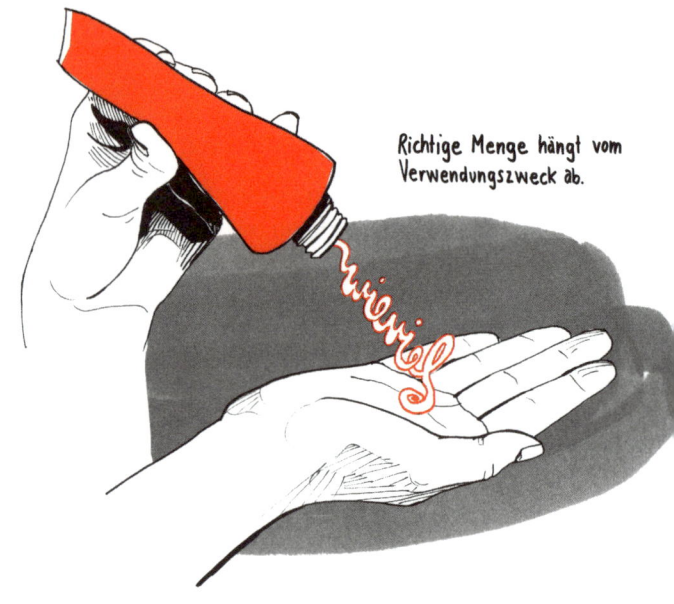

Richtige Menge hängt vom Verwendungszweck ab.

▷ **Das Problem:**

Ich bin unsicher, wie viel Salbe ich benutzen soll.

Feste Arzneimittel, etwa Tabletten oder Zäpfchen, sind in der Regel leichter zu dosieren als Gele oder Salben. Wer zu kräftig auf die Tube drückt, kann Beschwerden unter Umständen noch verstärken.

▷ Die Lösung:

Nur so viel Salbe verwenden, dass sie gleich einge-
zogen ist? Oder so reichlich, dass ein sichtbarer
Film stehen bleibt? Die richtige Menge hängt vom
Verwendungszweck ab. Kortikoidhaltige Zubereitungen
werden immer nur sehr dünn aufgetragen. Bei
wirkstofffreien Präparaten, die die Haut aufweichen
oder über Nacht einziehen sollen, wird die Zubereitung
messerrückendick aufgebracht.

Tipp:

Um Bettwäsche und andere Textilien vor Salbenflecken
zu schützen, gibt es in der Apotheke spezielle Gewebe
aus Baumwollgaze, zum Beispiel als Handschuh oder
schlauchförmig zum Zurechtschneiden.

Eigene Notizen zu Ihrem Präparat: _____

_____

_____

_____

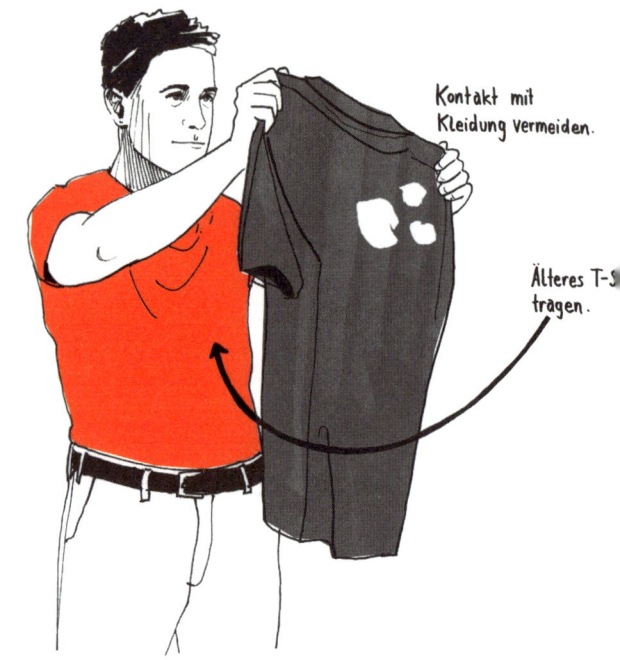

Kontakt mit
Kleidung vermeiden.

Älteres T-S
tragen.

▷ **Das Problem:**

Die Salbe hinterlässt Fettflecken auf meiner Kleidung.

Wann immer Salben oder Cremes in Kontakt mit Kleidung
kommen, kann es sein, dass sich das gute Stück verfärbt
oder entfärbt.

▷ **Die Lösung:**

Den Kontakt von Hautarzneimitteln mit Kleidungs-
stücken am besten vermeiden. Zum Beispiel für
die Dauer der Therapie ein älteres T-Shirt unter Hemd,
Bluse oder Pullover tragen.

In der Apotheke gibt es auch spezielle Baumwoll-
schläuche, mit denen Sie eingecremte Körperstellen
abdecken können.

Bitte beachten Sie:

Auch andere Arzneimittel können unschöne Effekte
auf das Lieblings-Shirt haben. Etwa färbende Umschlä-
ge, die der Arzt häufig zur Desinfektion verordnet.
Oder auch der an sich farblose Akne-Wirkstoff Benzoyl-
peroxid. Er kann bunte Kleidung entfärben, vor allem
Bluejeans-Stoffe.

9

Eigene Notizen zu Ihrem Präparat: _____

_____

_____

_____

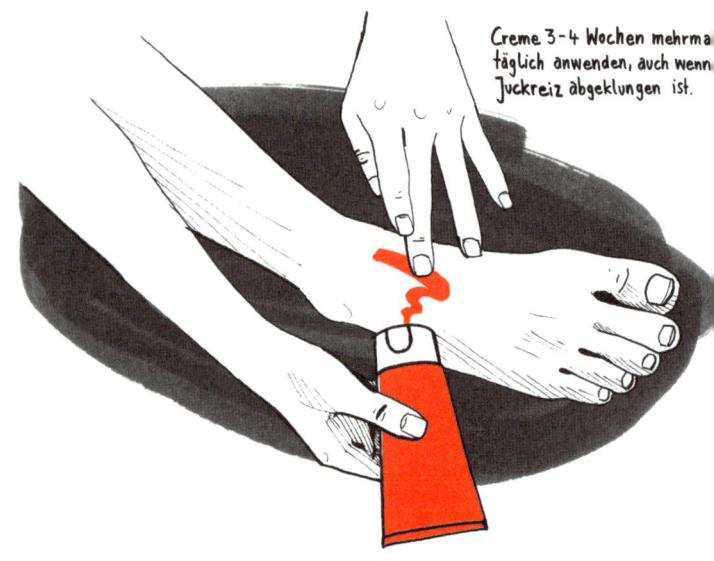

Creme 3–4 Wochen mehrma
täglich anwenden, auch wenn
Juckreiz abgeklungen ist.

▷ **Das Problem:**

Der Juckreiz ist weg.
Die Fußpilzcreme soll
ich weiter anwenden.

Bereits nach ein bis zwei Tagen Behandlung verschwinden
die lästigen Beschwerden: Zwischen den Zehen juckt es
nicht mehr. Warum also weiter eincremen?

▷ Die Lösung:

Fußpilz sollte in jedem Fall medizinisch behandelt werden, sonst kann er sich weiter ausbreiten. Für die Therapie stehen verschiedene Präparate zur Verfügung. Sogenannte fungistatische Antimykotika hemmen in erster Linie die Vermehrung der Fußpilz-Erreger. Die Mittel müssen entsprechend der Gebrauchsinformation mehrmals täglich angewendet werden – auch wenn die Beschwerden wie Juckreiz bereits abgeklungen sind. Denn so lange braucht die Haut ungefähr, um sich zu erneuern und die vom Pilz befallenen Zellen abzustoßen.

Tipp:

Um die medikamentöse Therapie optimal zu unterstützen, täglich die Socken wechseln und diese bei 60 Grad waschen. Am besten auch nicht täglich dieselben Schuhe tragen.

9

Eigene Notizen zu Ihrem Präparat: _____

_____

_____

_____

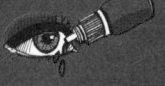

Tropfen

Damit Wirkstoffe in Tropfenform sicher im Auge, Ohr oder Magen ankommen, gibt es einige hilfreiche Tipps.

10

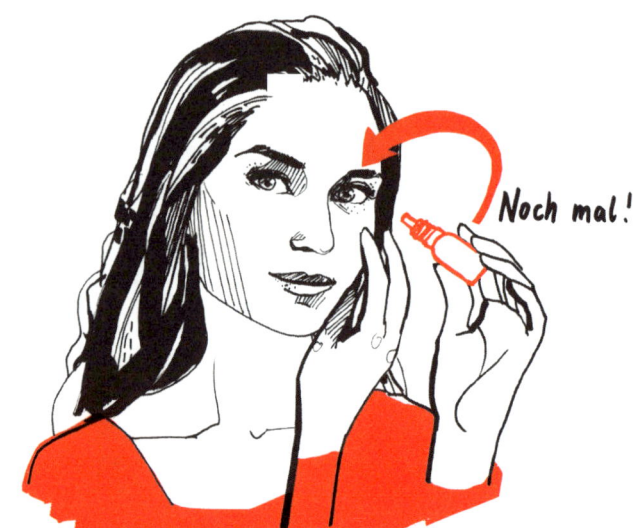

▷ **Das Problem:**

Ich glaube, ich habe danebengetropft.

Augentropfen anzuwenden ist nicht ganz einfach. Idealerweise landet der Tropfen im Spalt zwischen dem Augapfel und dem etwas herabgezogenen Unterlid.

Sie sind sich nicht sicher, ob Sie getroffen haben? Kein Problem, die Anwendung kann bedenkenlos wiederholt werden. Da der Bindehautsack nur die Menge eines Tropfens fasst, ist eine Überdosierung, etwa bei Antibiotika gegen Augenentzündungen oder Mitteln gegen grünen Star (Glaukom), nicht möglich.

Wer das Medikament vor dem Spiegel einträufelt, kann besser kontrollieren, ob die Flüssigkeit im Auge gelandet ist.

Tipp:

In der Apotheke gibt es einige Produkte, die das Einträufeln erleichtern. Wer dauerhaft Augentropfen verwenden muss und damit Probleme hat, kann sich Alternativen zeigen lassen.

10

Eigene Notizen zu Ihrem Präparat: _____

_____

_____

_____

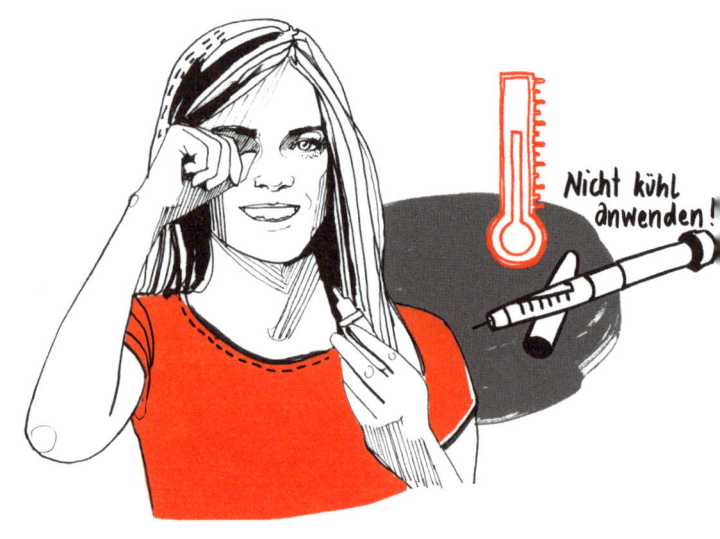

Nicht kühl anwenden!

▷ **Das Problem:**

Die Augentropfen sind zu kalt.

Kühl gelagerte Arzneimittel, etwa Augentropfen oder das Insulin für Diabetiker, reizen das Auge oder die Injektionsstelle. Bei Tropfen ist das ungünstig, weil der ausgelöste Tränenfluss das Präparat wieder herausspült.

▷ **Die Lösung:**

Augentropfen vor der Anwendung auf Körpertemperatur bringen, etwa in der Hand erwärmen. Nach der Anwendung, sofern vorgeschrieben, wieder zurück in den Kühlschrank stellen. Die kurzzeitige Erwärmung schadet dem Mittel nicht.

Der Hinweis „kühl lagern" bei Insulin bezieht sich nur auf die Vorräte, nicht auf die Packung, die gerade in Gebrauch ist. Das angebrochene Insulin kann also bei Raumtemperatur aufbewahrt werden.

Tipp:

Augentropfen, Ohrentropfen und Injektionen sollten immer Körpertemperatur haben, wenn sie angewendet werden. Am besten in der Hand erwärmen. Bei anderen Methoden besteht wiederum die Gefahr der Überhitzung.

10

Eigene Notizen zu Ihrem Präparat: _____

_____

_____

_____

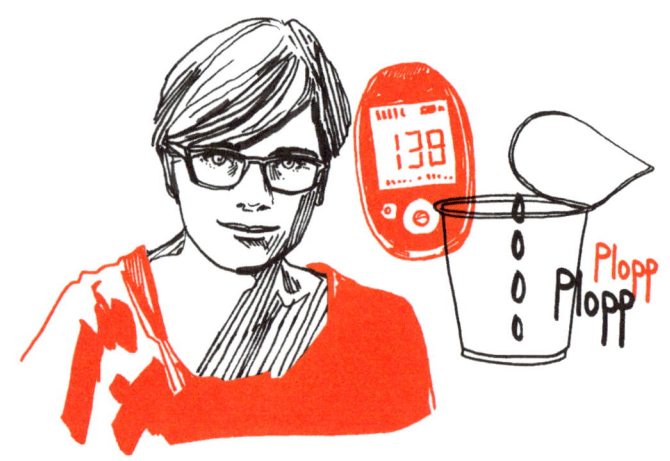

▷ **Das Problem:**

Ich sehe schlecht. Es fällt mir schwer, Tropfen abzuzählen.

Für Menschen mit einer Sehbehinderung ist es kaum möglich, Tropfen zu zählen. Betroffene Diabetiker können oft ihre Blutzuckerwerte nicht ablesen, das genaue Dosieren des Insulins ist mit üblichen Pens und Spritzen schwierig.

▷ **Die Lösung:**

Die Tropfen in einen leeren, gut gereinigten Joghurt-becher geben, wo sie ein deutliches Geräusch machen. Anschließend füllen Sie den Becher mit Wasser und trinken ihn aus.

Für die Diabetes-Therapie gibt es Messgeräte mit großem Display und Injektionshilfen, die wie eine Eieruhr zu bedienen sind. Damit können auch Sehbehinderte die richtige Dosis einstellen.

Tipp:

Mit Wasser aufgefüllte Tropfen sofort trinken. Viele Wirkstoffe zersetzen sich in Wasser und unter Licht-einfluss. Pflanzliche Mittel werden beim Verdünnen oft trüb. Das beeinträchtigt nicht ihre Wirkung.

10

Eigene Notizen zu Ihrem Präparat: _____

_____

_____

_____

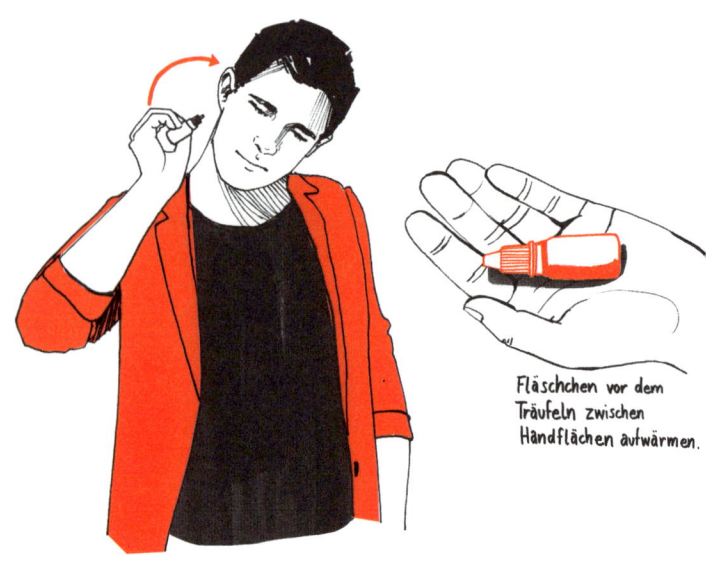

Fläschchen vor dem
Träufeln zwischen
Handflächen aufwärmen.

Von den Ohrentropfen wird mir schwindelig.

Hinter dem Gehörgang liegt unser Gleichgewichtsorgan.
Daher kann eine Reizung des Gehörgangs, etwa durch
Kälte, bei empfindlichen Menschen heftigen Schwindel
auslösen.

▷ **Die Lösung:**

Manche Ohrentropfen müssen im Kühlschrank aufbewahrt werden; die meisten soll man bei Zimmertemperatur lagern. Beides ist für das Ohr häufig zu kalt. Landen die Tropfen, zum Beispiel gegen ein Ekzem oder eine Entzündung, im Gehörgang, kann Schwindel auftreten. Deshalb das Fläschchen vor dem Einträufeln zwischen den Handflächen anwärmen. Das Präparat sollte bei der Anwendung körperwarm sein.

Tipp:

Verursachen auch warme Ohrentropfen Schwindel, sollten Sie besser einen Hals-Nasen-Ohren-Arzt aufsuchen. Es kann sein, dass das Trommelfell verletzt ist. Dazu kommt es beispielsweise im Rahmen einer Mittelohrentzündung leicht.

10

Eigene Notizen zu Ihrem Präparat: _____

_____

_____

_____

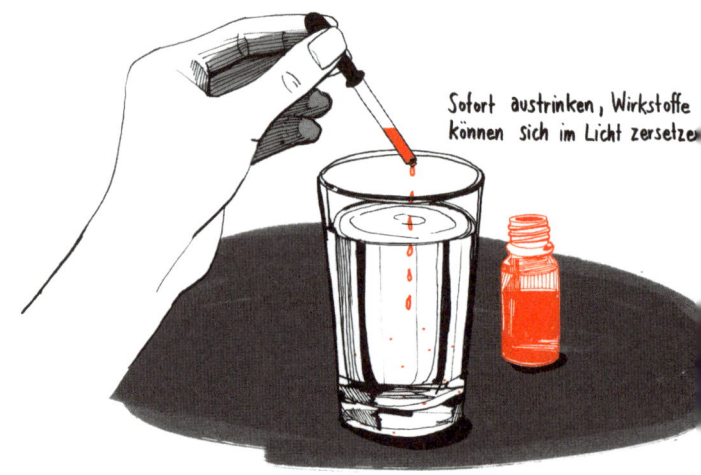

Sofort austrinken, Wirkstoffe können sich im Licht zersetzen

▷ **Das Problem:**

Ich will die Tropfen nicht pur schlucken.

Viele Präparate in Tropfenform besitzen einen un-
angenehmen Geschmack. Manche brennen im Mund
wegen ihres hohen Alkoholgehalts. Doch bevor Sie
sie verdünnen, sollten Sie in der Apotheke nachfragen.

▷ Die Lösung:

Arzneimittel in Tropfenform können meist auch in einem Glas Wasser eingenommen und so verdünnt werden. Allerdings sollte man die Flüssigkeit dann sofort austrinken. Steht das Wasser längere Zeit, können sich die Wirkstoffe eventuell im Licht zersetzen. Das gilt zum Beispiel für den Wirkstoff Nifedipin, der bei Herzbeschwerden und hohem Blutdruck zum Einsatz kommt.

Tipp:

Unangenehm schmeckende Arzneien lassen sich häufig mit Fruchtsaft mischen. Das sollten Sie aber vorab mit Ihrem Apotheker besprechen. Auch mit Milch vertragen sich manche Präparate nicht.

10

Eigene Notizen zu Ihrem Präparat: _____

_____

_____

_____

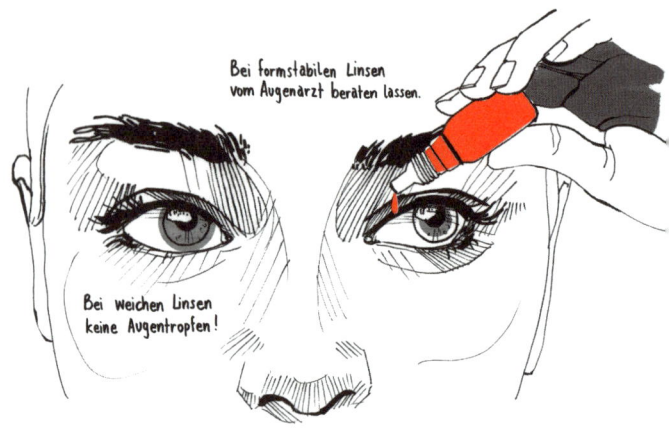

Bei formstabilen Linsen vom Augenarzt beraten lassen.

Bei weichen Linsen keine Augentropfen!

Ich soll Augentropfen verwenden, trage aber Kontaktlinsen.

Das Material vieler Kontaktlinsen kann die Stoffe in Augentropfen absorbieren. Das verhindert deren Wirkung. Was Patienten tun sollten, hängt auch von der Art ihrer Kontaktlinsen ab.

▷ **Die Lösung:**

Weiche Kontaktlinsen vertragen sich generell nicht mit Augentropfen. Die Patienten müssen für die Dauer der Therapie auf eine Brille umsteigen.

Bei harten Kontaktlinsen am besten vom Augenarzt beraten lassen. Wird das Medikament zum Beispiel nur abends angewendet, ist das Tragen von Kontaktlinsen tagsüber kein Problem.

Tipp:

Kontaktlinsen führen oft zu gereizten, trockenen Augen. Dagegen helfen künstliche Tränen, die das Sehorgan befeuchten. Am besten ein Produkt ohne Konservierungsmittel verwenden. Da die Präparate keine Wirkstoffe enthalten, vertragen sie sich mit Kontaktlinsen aller Art.

10

Eigene Notizen zu Ihrem Präparat: _____
_____
_____
_____

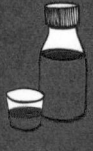

Säfte

Die richtige
Dosierung ist bei
Medikamenten,
die als Saft
verabreicht
werden, bisweilen
schwierig.
So gelingt es!

11

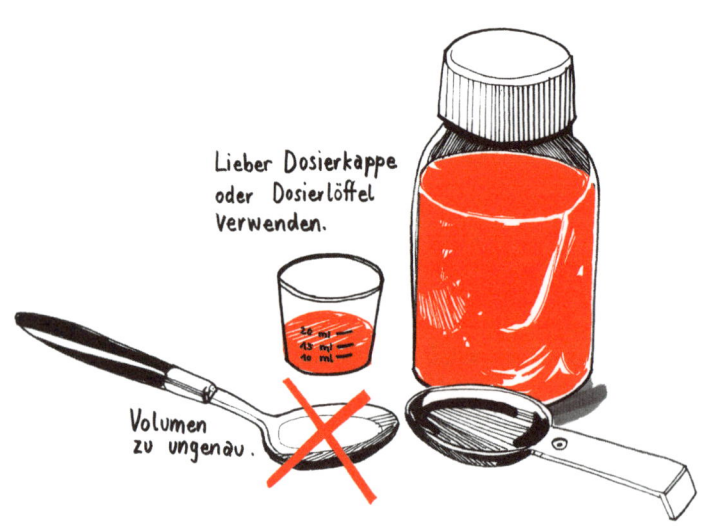

Lieber Dosierkappe oder Dosierlöffel Verwenden.

20 ml
15 ml
10 ml

Volumen zu ungenau.

Der Dosierlöffel ist nicht mehr zu finden.

Vielen Säften liegt ein spezieller Löffel oder eine andere Dosierhilfe bei. Was tun, wenn diese verloren oder kaputtgegangen ist?

▷ Die Lösung:

In der Apotheke nach Ersatz fragen. Eine neue
Dosierhilfe kostet nicht viel. Keine gute Idee ist es,
stattdessen einen Teelöffel zu verwenden. Denn
die Angabe „ein Löffel" in der Gebrauchsinformation
bezieht sich ausschließlich auf die Dosierhilfe.
Gängige Haushaltslöffel können sich im Volumen um
bis zu 50 Prozent unterscheiden. Vor allem bei
Medikamenten wie Antibiotika oder Schmerzmitteln,
die exakt dosiert werden müssen, ist das zu ungenau.

Tipp:

Die Dosierhilfe mit warmem Wasser reinigen – am
besten sofort nach dem Gebrauch, damit keine
klebrigen Reste haften bleiben. Nicht in die Spül-
maschine geben. Dort kann sich der Löffel oder
Becher durch die Hitze verformen oder brechen.

11

Eigene Notizen zu Ihrem Präparat: _____

_____

_____

_____

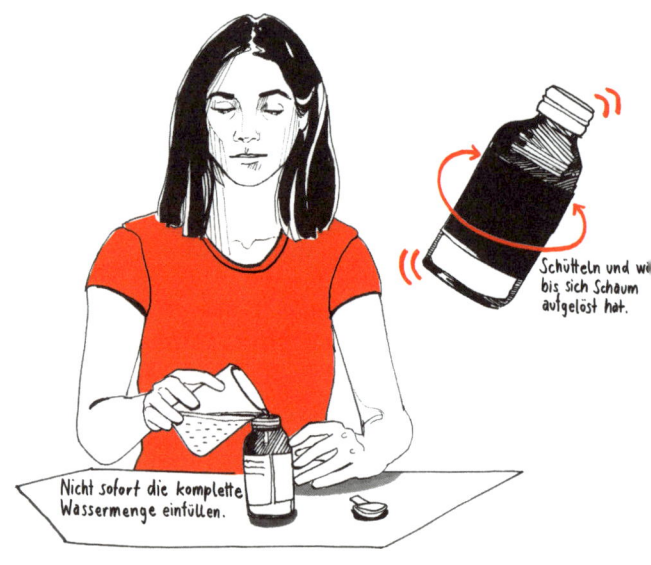

Schütteln und wi[l]
bis sich Schaum
aufgelöst hat.

Nicht sofort die komplette
Wassermenge einfüllen.

▷ **Das Problem:**

Beim Mischen des Trockensafts entsteht Schaum.

Viele Antibiotika lösen sich nicht ohne Weiteres in Wasser. Deshalb enthält das Pulver zum Herstellen eines sogenannten Trockensafts Schaumbildner, welche die Löslichkeit verbessern.

▷ **Die Lösung:**

Das Schäumen ist ganz normal. Zunächst nicht die komplette Menge des notwendigen Wassers auffüllen, dann schütteln – und warten, bis der Schaum sich ganz aufgelöst hat. Erst danach bis zur vorgegebenen Marke Wasser nachfüllen. Ansonsten besteht die Gefahr, dass das Präparat falsch dosiert wird.

Tipp:

Schütteln Sie den Saft vor jeder Einnahme, bevor Sie die vorgeschriebene Menge auf den Dosierlöffel oder in den Messbecher geben. Ohne Schütteln kann die Wirkstoffdosis zu gering sein und bei den nächsten Gaben wiederum zu hoch.

Eigene Notizen zu Ihrem Präparat: _____

_____

_____

_____

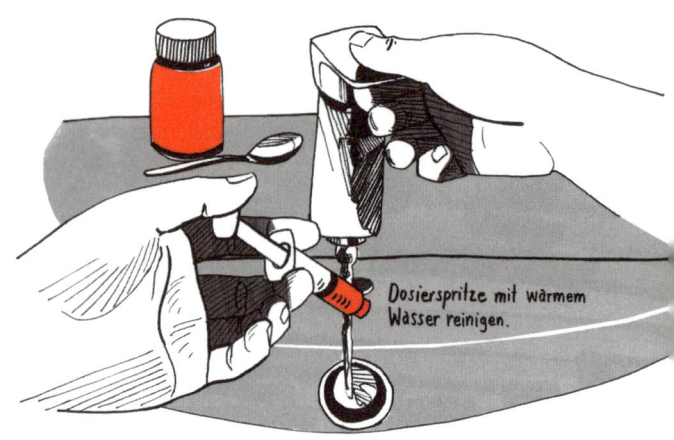

Dosierspritze mit warmem Wasser reinigen.

▷ **Das Problem:**

Die Dosierspritze ist verklebt.

Vor allem bei Säften für Kinder, die unter Schmerzen und Fieber leiden, kommen häufig Dosierspritzen zum Einsatz. Diese erlauben eine sehr präzise Dosierung. Klebrige Reste sind jedoch oft schwer zu entfernen.

▷ **Die Lösung:**

Die Dosierspritze gleich nach der Anwendung mit
warmem Wasser reinigen und sorgfältig trocknen. Das
entfernt Saftreste und Krankheitskeime gleichermaßen.
Auskochen ist nicht nur unnötig, sondern kann auch
dazu führen, dass sich der Kunststoff verzieht und die
Dosierspritze unbrauchbar wird.

Ist das passiert oder die Dosierhilfe verloren gegangen,
gibt es Ersatz in der Apotheke.

Tipp:

Sie können die abgesaugte Saftmenge auch auf einen
Löffel geben. So kommt die Dosierspritze nicht direkt
mit dem Mund des Patienten in Kontakt.

11

Eigene Notizen zu Ihrem Präparat: _____

_____

_____

_____

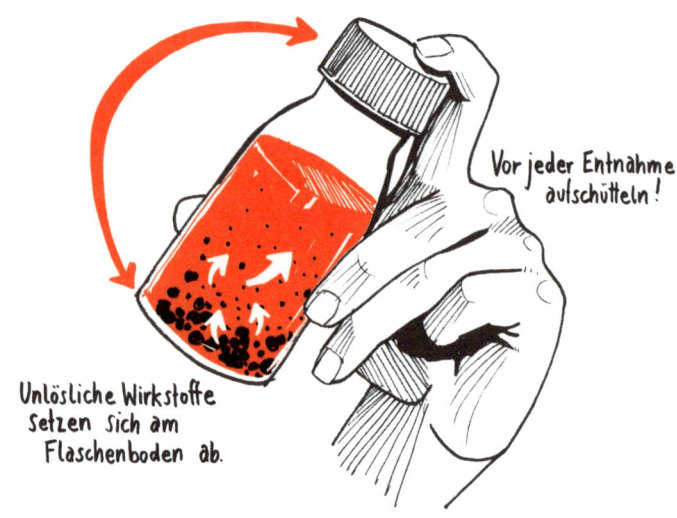

Vor jeder Entnahme
aufschütteln!

Unlösliche Wirkstoffe
setzen sich am
Flaschenboden ab.

Wie dosiere ich den Antibiotika-Saft exakt?

Bei Medikamenten gegen bakterielle Infektionen, aber auch bei Arzneien gegen Schmerzen und Fieber muss die Wirkstoffmenge stimmen. Sonst hilft das Mittel nicht oder löst unerwünschte Nebenwirkungen aus.

▷ Die Lösung:

Antibiotika gegen bakterielle Infektionen wie Scharlach oder eine Mittelohrentzündung müssen einerseits die Bakterien abtöten, andererseits sollen sie von dem meist sehr jungen Patienten gut vertragen werden. Damit die Dosis stimmt, den Saft vor jeder Gabe aufschütteln. Der unlösliche Wirkstoff setzt sich nämlich am Flaschenboden ab, die ersten Gaben wären unter-, die letzten dagegen überdosiert.

Tipp:

Auch wenn Sie für Ihr krankes Kind alles kochen würden: Grießbrei oder Schokoladenpudding sind nicht unbedingt eine gute Idee. Manche Antibiotika vertragen sich nicht mit Milch oder Milchprodukten. Lesen Sie in der Packungsbeilage nach, oder fragen Sie einen Apotheker oder Arzt.

11

Eigene Notizen zu Ihrem Präparat: _____

_____

_____

_____

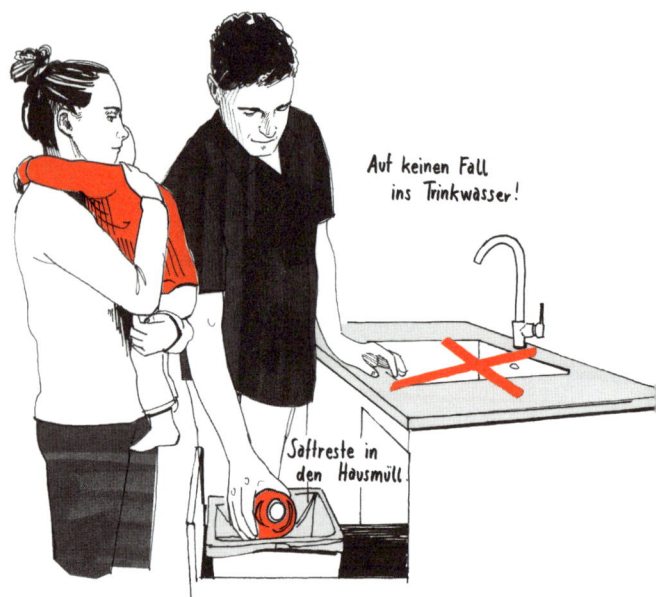

Auf keinen Fall
ins Trinkwasser!

Saftreste in
den Hausmüll.

▷ **Das Problem:**

Es ist noch Antibiotika-Saft übrig.

Eine Flasche Antibiotika-Saft enthält genug Wirkstoff
für ein großes Kind. Bei sehr kleinen oder leichten
Kindern kann am Ende der ärztlich verordneten Therapie-
dauer noch Arznei in der Flasche zurückbleiben.

▷ **Die Lösung:**

Die Flasche nach Rücksprache mit der Apotheke entsorgen. In der Regel kann sie in den Hausmüll geworfen werden. Auf keinen Fall sollten Saftreste ins Trinkwasser geraten, deshalb nicht in die Toilette oder in die Spüle kippen.

Tipp:

Die Arzneimittelentsorgung ist in Deutschland nicht einheitlich geregelt. In manchen Regionen dürfen alte Medikamente in den Hausmüll, in anderen stehen spezielle Sammelstellen zur Verfügung.

Apotheken sind nicht dazu verpflichtet, abgelaufene oder nicht komplett verbrauchte Arzneien zurückzunehmen.

11

Eigene Notizen zu Ihrem Präparat: _____
_____
_____
_____

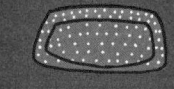

Wirkstoffpflaster

Gegen Schmerzen, zum Erwärmen oder für den Nikotinentzug: Pflaster geben ihre Wirkstoffe über die Haut in den Körper ab. Eine Klebekunde.

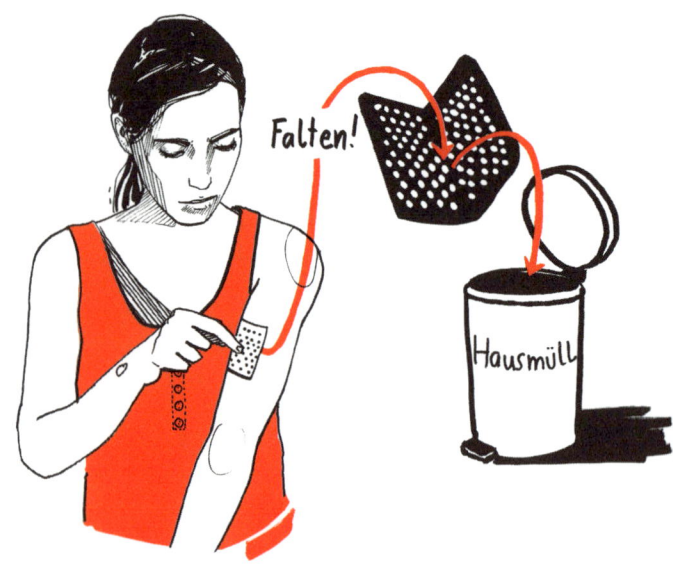

Falten!

Hausmüll

▷ **Das Problem:**

Mein Schmerzpflaster muss entsorgt werden.

Zur Bekämpfung starker Schmerzen kann der Arzt Stoffe aus der Gruppe der Opioide verordnen. Bei der Gabe als Pflaster dringt der Wirkstoff nach und nach durch die Haut. Je nach Präparat muss der Patient es alle drei oder vier Tage oder auch wöchentlich wechseln. Doch wohin mit den verbrauchten Pflastern?

▷ Die Lösung:

Grundsätzlich können gebrauchte Schmerzpflaster, die der Arzt zum Beispiel gegen Tumor- oder sehr starke Rückenschmerzen verordnet, nach Rücksprache mit der Apotheke über den Hausmüll entsorgt werden.

Die Pflaster enthalten jedoch auch nach der Anwendung noch beträchtliche Mengen an Wirkstoff, die für kleine Kinder gefährlich werden können. Daher am besten in der Mitte falten und zusammenkleben, bevor man es wegwirft.

Tipp:

Das Schmerzpflaster in eine undurchsichtige Tüte packen und diese erst am Tag bevor die Müllabfuhr kommt, in die Abfalltonne geben.

12

Eigene Notizen zu Ihrem Präparat: _____

_____

_____

_____

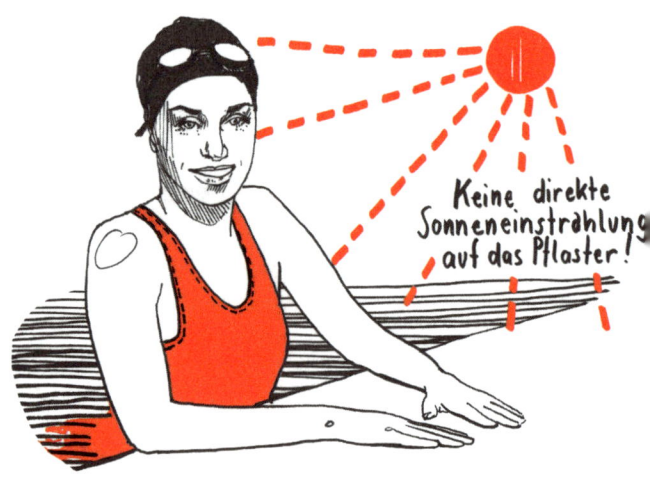

Keine direkte Sonneneinstrahlung auf das Pflaster!

▷ **Das Problem:**

Ich will mit Arznei-pflaster schwimmen.

Wer hormon- oder schmerzmittelhaltige Arzneipflaster auf der Haut hat, darf baden gehen. Es gilt aber einige Punkte zu beachten.

▷ Die Lösung:

Mehr Probleme als die Feuchtigkeit macht die direkte Sonnenbestrahlung. Das Pflaster daher auf eine Stelle kleben, die von Badekleidung bedeckt ist. Auf keinen Fall darf es direkt der Sonne ausgesetzt sein, denn das vertragen viele Wirkstoffe nicht.

Wer sich beim Baden einen Sonnenbrand holt, darf das Pflaster beim nächsten Wechsel nicht auf die geschädigte Haut kleben. Sonst könnte zu viel Wirkstoff in den Körper aufgenommen werden.

Tipp:

Die Haut kann durch Arzneimittel lichtempfindlicher werden, Betroffene bekommen leichter einen Sonnenbrand. Dann müssen Sie stärkeren Sonnenschutz verwenden oder das Sonnenlicht ganz meiden.

12

Eigene Notizen zu Ihrem Präparat: _____
_____
_____
_____

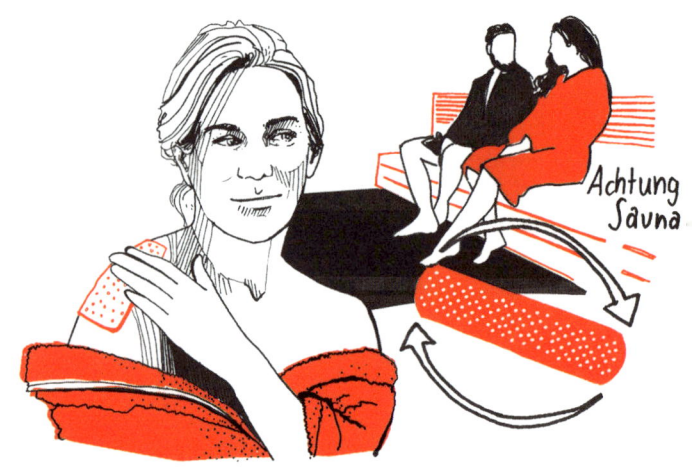

Ich will in die Sauna, doch ich trage ein Wärmepflaster.

Wärmepflaster helfen bei Muskelverspannungen und Gelenkschmerzen – sofern keine Entzündung zugrunde liegt. Die durchblutungsfördernden Stoffe des Pflasters können zusammen mit Saunawärme sehr unangenehm werden.

▷ Die Lösung:

Das Pflaster vor dem Saunagang entfernen. Die Haut nach dem Abnehmen nicht mit Wasser und Reinigungsmitteln wie Duschgel oder Seife waschen, denn das entfernt die fettlöslichen Inhaltsstoffe nicht ausreichend. Besser eignen sich ein Wattepad mit Babyöl oder eine fette Creme, um die Wirkstoffe des Pflasters zu entfernen.

Tipp:

Wer regelmäßig Medikamente nimmt und gerne in die Sauna geht, sollte sich dazu in der Apotheke beraten lassen. Die verstärkte Durchblutung der Haut kann zum Beispiel Insulin bei Diabetes-Patienten schneller und stärker wirken lassen. Dann ist eine Anpassung der Dosis nötig.

12

Eigene Notizen zu Ihrem Präparat: _____

_____

_____

_____

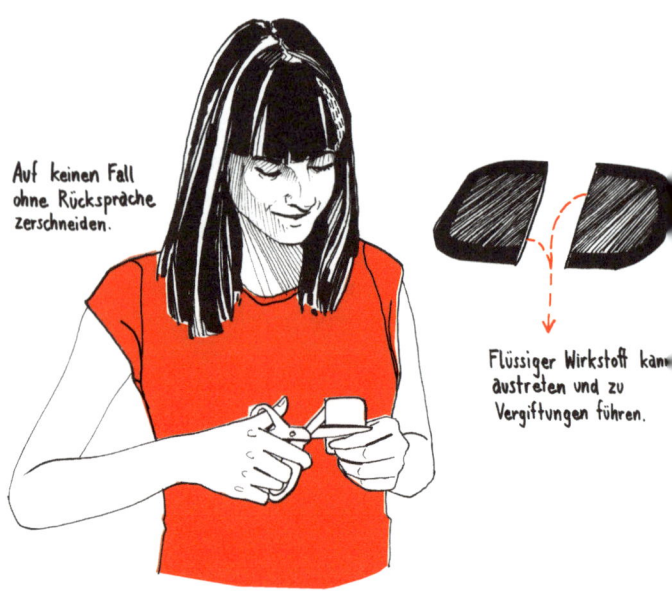

Auf keinen Fall ohne Rücksprache zerschneiden.

Flüssiger Wirkstoff kann austreten und zu Vergiftungen führen.

▷ **Das Problem:**

Ich möchte mein Arzneipflaster zerschneiden.

In manchen Fällen kann es notwendig sein, die Wirkstärke des Arzneipflasters zu verringern – zum Beispiel wenn eine Therapie nach und nach beendet werden soll. Zerschneiden ist allerdings ungeeignet.

▷ **Die Lösung:**

Auf keinen Fall sollten Sie das Pflaster ohne Rücksprache mit Ihrem Arzt oder Apotheker zerschneiden.
Es kann dadurch zerstört werden, und der flüssige
Inhalt tritt aus. Das führt mitunter sogar zu Vergiftungen. Das Zerschneiden ist nur bei einem bestimmten Pflastertyp möglich – aber auch hier stellt es nur
eine Notlösung dar.

Besser ist es, einen Teil der Fläche mit einem Heftpflaster von der Haut fernzuhalten.

Tipp:

Soll die Behandlung beendet werden und das Ab-
kleben ist zu kompliziert, kann der Arzt eventuell auf
eine Therapie in Tablettenform umstellen. Das macht
das Ausschleichen meist einfacher.

12

Eigene Notizen zu Ihrem Präparat: _____

_____

_____

_____

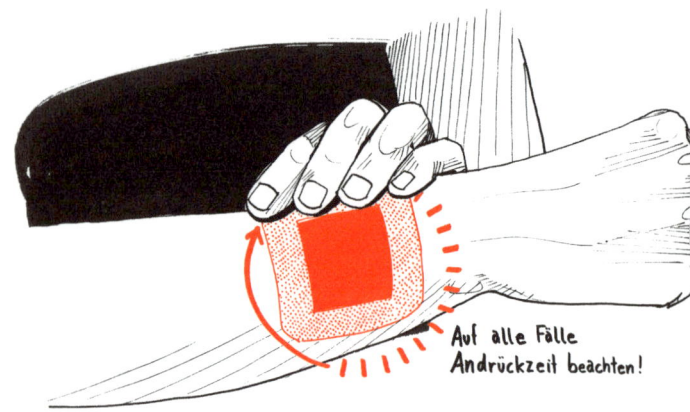

Auf alle Fälle
Andrückzeit beachten!

▷ **Das Problem:**

Das Arzneipflaster löst sich ständig.

Weil sie für die Dauertherapie gedacht sind, ist der Kleber auf Arzneipflastern schwächer als bei Heftpflastern. So wird die Haut weniger gereizt, doch die Klebkraft ist häufig geringer.

▷ Die Lösung:

Immer die Andrückzeit beachten, die in der Packungsbeilage steht. Der sogenannte Acrylatkleber braucht
die Hautwärme, um seine Wirkung zu entfalten.

Die Stelle, auf die das Pflaster aufgebracht wird, nicht
mit Creme oder Körperlotion behandeln. Die darin
enthaltenen Fettstoffe reduzieren die Klebekraft.

Keinen Platz wählen, der sich stark oder häufig verformt. Ungeeignet sind zum Beispiel Bereiche in der
Nähe von Gelenken.

Tipp:

Wenn das Pflaster partout nicht kleben will, können
Sie es zur Not auch mit Heftpflaster fixieren.

12

Eigene Notizen zu Ihrem Präparat: _____

_____

_____

_____

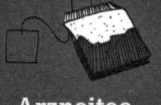

Arzneitee

Ein Aufguss aus Heilpflanzen ist eine der ältesten Arzneiformen in der Pharmazie. Mit einigen Tipps kommt der Tee erst richtig zur Geltung.

13

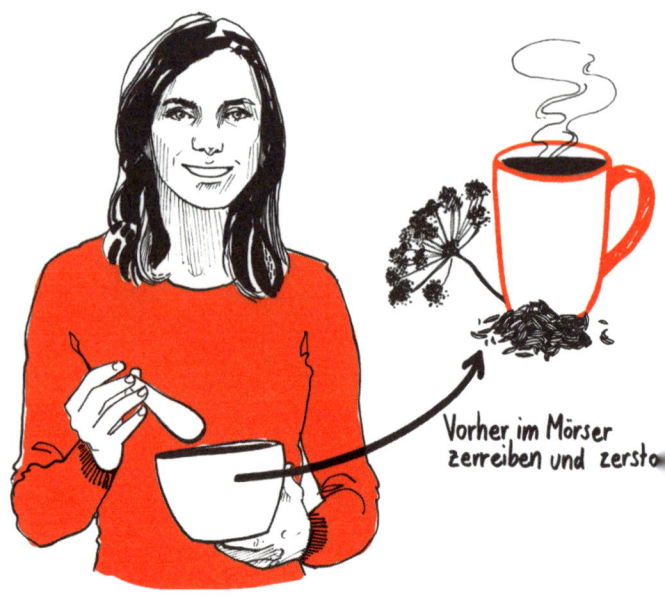

Vorher im Mörser
zerreiben und zersto

▷ **Das Problem:**

Der Fencheltee
schmeckt nach nichts.

Anis, Fenchel und Kümmel helfen der Verdauung. Anis
und Fenchel sollen zudem bei Erkältungen den Schleim
in den Bronchien lösen. Doch der aus den Früchten
der Heilpflanzen zubereitete Tee schmeckt oft recht fade.

▷ **Die Lösung:**

Einen aromatischen Tee bekommt man nur, wenn man die Früchte vor dem Überbrühen in einem Mörser zerstößt. Zu aufwendig? In der Apotheke gibt es auch bereits gequetschte Früchte zu kaufen. Nachteil: Der Duft der Heilpflanzen verfliegt bei der Lagerung schneller.

Tipp:

Honig ist gut geeignet, um Tee zu süßen – allerdings nicht für Kinder unter einem Jahr, weil er krank machende Bakteriensporen enthalten kann.

Eigene Notizen zu Ihrem Präparat: _____

_____

_____

_____

13

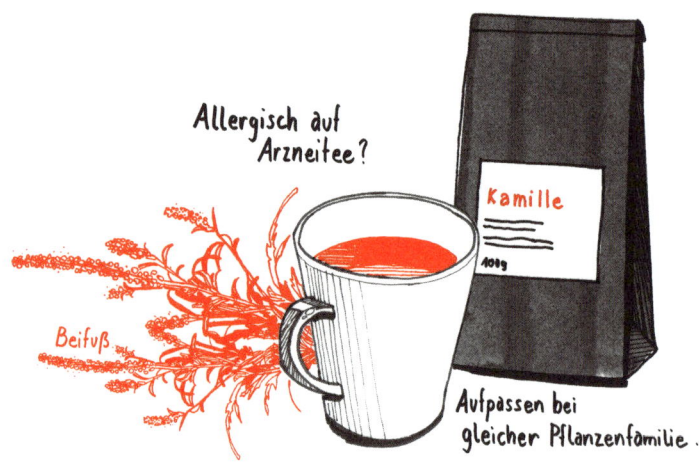

Allergisch auf Arzneitee?

Kamille
400g

Beifuß

Aufpassen bei gleicher Pflanzenfamilie.

▷ **Problem:**

Ich reagiere auf den Heiltee allergisch.

Manche Menschen bemerken nach dem Trinken von Arzneitee Allergiesymptome wie Naselaufen oder Augenjucken.

▷ Die Lösung:

Wer unter einer Pollenallergie leidet, reagiert unter Umständen auch allergisch auf manche Tees, die Heilpflanzen enthalten. Das passiert vor allem, wenn das Heilkraut und der Allergieauslöser aus derselben Pflanzenfamilie stammen. Wer zum Beispiel bei Beifuß Probleme bekommt, muss unter Umständen bei Kamillentee aufpassen. Generell sollten sich Heuschnupfen-Patienten über mögliche Unverträglichkeiten informieren.

Tipp:

Da allergieauslösende Arzneipflanzen sich auch in anderen Arzneimitteln als Tee befinden können, sollten Sie Ihre Apotheke über Ihre Allergien informieren, wenn Sie ein pflanzliches Arzneimittel kaufen.

Eigene Notizen zu Ihrem Präparat: _____

_____

_____

_____

13

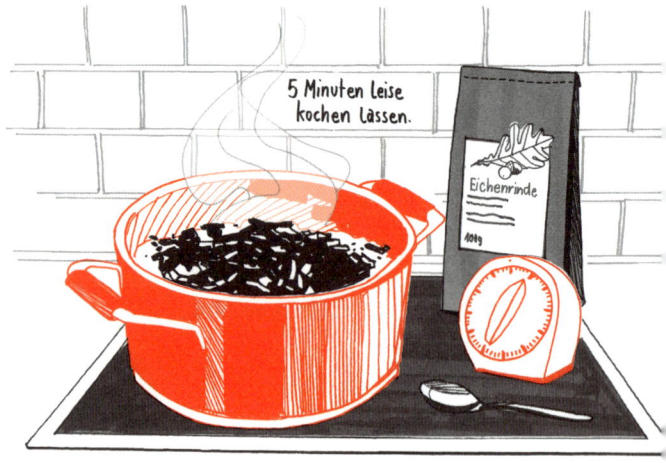

▷ Problem:

Der Aufguss wirkt nur schwach.

Arzneitees, die aus Wurzeln oder Hölzern bestehen, geben ihre heilenden Inhaltsstoffe nicht so leicht an den Teesud ab. Dazu gehört zum Beispiel Eichenrinde gegen Mundentzündungen.

▷ **Die Lösung:**

Viele solcher Wurzel- oder Holztees müssen als
sogenannte Abkochung hergestellt werden. Das bedeutet: Die vorgeschriebenen Mengen an Wasser und
Wurzel mit kochenden Wasser ansetzen und diesen
Ansatz für etwa fünf Minuten leise kochen lassen.

Tipp:

Manche Tees werden kalt angesetzt – entweder
weil die Inhaltsstoffe keine Hitze vertragen oder weil
sie dann verträglicher sind. Das gilt zum Beispiel
für Bärentraube gegen Harnwegsinfekte, Enzian gegen
Magenbeschwerden oder Eibisch und Malve gegen
trockenen Reizhusten.

Eigene Notizen zu Ihrem Präparat: _____

_____

_____

_____

13

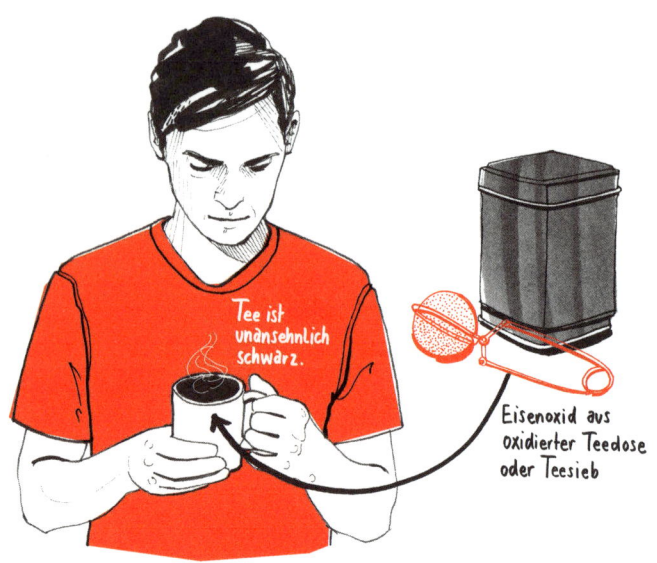

Tee ist unansehnlich schwarz.

Eisenoxid aus oxidierter Teedose oder Teesieb

Mein Tee ist nach der Zubereitung sehr schwarz.

Ist der Arzneitee sehr dunkel, könnte man vermuten, dass mit den Heilpflanzen etwas nicht in Ordnung ist. Doch meist liegt die Ursache woanders.

Viele Heilpflanzen, etwa Mädesüß gegen fiebrige
Katarrhe, enthalten sogenannte phenolische
Verbindungen. Diese färben sich beim Kontakt mit
winzigen Mengen Eisenoxid schwarz. Dieses kann
zum Beispiel aus einer leicht oxidierten Teedose oder
aus dem Teesieb stammen.

Wurde der Tee mit Honig gesüßt, kann auch dessen
Kontakt mit einer rostigen Honigschleuder der Grund
für die Schwarzfärbung sein. Hier hilft nur, den Ur-
sprung des Eisenoxids zu finden und zu vermeiden.

Tipp:

Arzneitees vor Licht geschützt aufbewahren, zum
Beispiel in einer braunen Glasflasche mit weitem Hals.
Auch eine einwandfreie Metalldose ist eine Möglichkeit. Die Papiertüte, in der man den Tee in der Apotheke kauft, eignet sich nicht für die Lagerung.

Eigene Notizen zu Ihrem Präparat: _____

_____

_____

_____

13

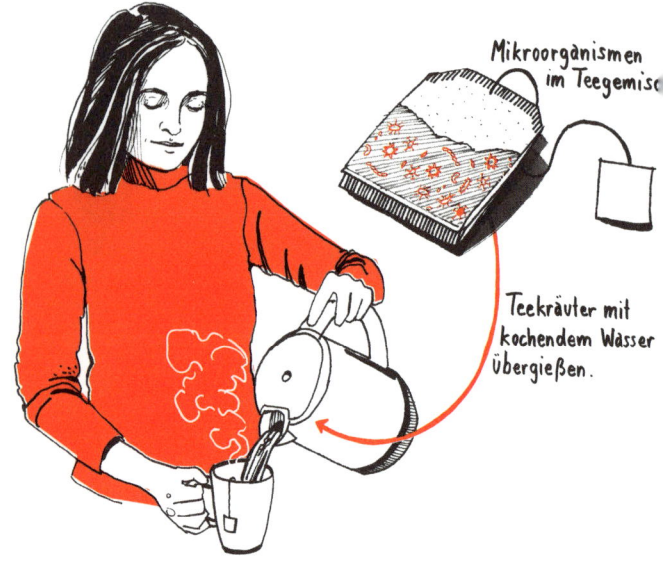

Mikroorganismen im Teegemisc

Teekräuter mit kochendem Wasser übergießen.

▷ **Das Problem:**

Der Tee schmeckt nach einiger Zeit säuerlich.

Nach dem Erkalten in der Tasse oder nach ein paar Stunden in der Thermoskanne ist der Aufguss nicht mehr genießbar.

▷ Die Lösung:

Teeaufgüsse immer frisch zubereitet genießen. Wer sie zu lange stehen lässt oder über den Tag verteilt trinkt, riskiert Wirkverluste. Denn die Inhaltsstoffe können sich zersetzen. Das gilt vor allem für Vitamin C sowie für ätherische Öle.

Tipp:

Das Wasser sollte beim Aufgießen wirklich kochen, dann werden enthaltene Keime abgetötet. Bei Teekräutern handelt es sich um ein Naturprodukt, das schonend getrocknet wurde. Es ist daher möglich, dass Mikroorganismen im Gemisch enthalten sind. Sie werden nur durch eine korrekte Zubereitung unschädlich gemacht.

Eigene Notizen zu Ihrem Präparat: _____

_____

_____

_____

13

Bundesweite Notfallnummern

Behörde/Institution	Rufnummer
Polizei/Notruf	110
Feuerwehr, Rettungsdienst	112
Ärztlicher Bereitschaftsnotdienst, alle Arzt-Notdienste	116 117

Giftnotruf Ihres Bundeslandes

Baden-Württemberg	0761 19240
Bayern	089 19240
Berlin, Brandenburg	030 19240
Bremen, Hamburg, Schleswig-Holstein, Niedersachsen	0551 19240
Hessen, Rheinland-Pfalz	06131 19240
Mecklenburg-Vorpommern, Sachsen, Sachsen-Anhalt, Thüringen	0361 730730
Nordrhein-Westfalen	0228 19240
Saarland	06841 19240

Tragen Sie hier bitte die für Sie wichtigen
Telefonnummern ein:

Hausarzt: _____

Fachärzte: _____

_____

_____

_____

_____

_____

_____

_____

_____

Stamm-Apotheke: _____

_____

_____

_____

14

Erste-Hilfe-Notruf: 112

Nach diesen Informationen werden Sie gefragt:

Wo hat sich der Notfall ereignet?
Was ist passiert?
Wie viele Personen sind verletzt oder erkrankt?
Welche Verletzungen/Erkrankungen liegen vor?
Warten Sie auf Rückfragen. Nicht gleich auflegen!

Bewusstlose Person

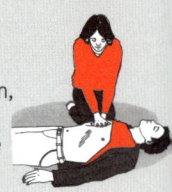

Ansprechen, an den Schultern rütteln.
Erfolgt keine Reaktion: laut um Hilfe rufen!
Kopf der Person überstrecken, Atmung
überprüfen: Ist ein Luftstrom zu spüren?
Hebt und senkt sich der Brustkorb?
Falls *keine Atmung*: siehe „Wiederbelebung".

Wiederbelebung

Handballen in der Mitte auf den Brustkorb legen,
Ballen der anderen Hand darüber. Mit durch-
gestreckten Armen 100 bis 120 Mal pro Minute
fünf bis sechs Zentimeter tief eindrücken.

- Nach jedem Druckstoß den Brustkorb vollständig
  entlasten.

- Falls Sie es beherrschen: nach je 30 Druckstößen zwei
  Atemspenden von Mund zu Mund oder Mund zu Nase
  geben, bis sich die Brust hebt.

- Wiederbelebung fortsetzen, bis Lebenszeichen feststell-
  bar sind oder der Rettungsdienst eintrifft.

**Defibrillator: nur einsetzen, wenn er sich in unmittel-
barer Nähe befindet oder ein Mithelfer ihn holen kann.**

Rettungsgriff

Arme unter den Achseln des Patienten durchschieben und einen Unterarm greifen. Verunglückten auf einen Oberschenkel ziehen und an einen sicheren Ort schleppen.

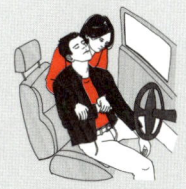

▽

Stabile Seitenlage

Bei Bewusstlosen, die noch *normal atmen*:

Den Ihnen zugewandten Arm im rechten Winkel nach oben legen. Anderen Arm vor der Brust kreuzen. Handrücken des Verunglückten an seine Wange legen.

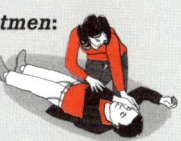

▽

Auf die Seite rollen

Das abgewandte Bein hochziehen, den Bewusstlosen an diesem Bein greifen und auf die Seite zu sich her rollen.

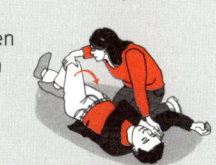

▽

Endposition

Kopf überstreckt, Mund leicht geöffnet, oberes Bein im rechten Winkel zur Hüfte. Hand unter der Wange so ausgerichtet, dass der Kopf überstreckt bleibt und das Gesicht nach unten zeigt.

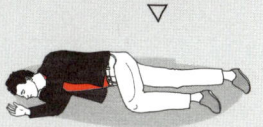

▽

Schocklagerung

Bei Frieren, kalter Haut, Blässe, Verwirrtheit: Betroffenen beruhigen. Flach hinlegen, Beine hochlagern, zudecken, Atmung prüfen.

Nicht bei Luftnot oder Engegefühl in der Brust!

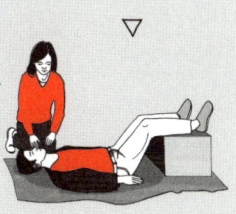

15

Meine Medikamente

_____
_____
_____
_____
_____
_____
_____
_____
_____
_____
_____
_____
_____
_____
_____
_____
_____
_____
_____
_____
_____
_____
_____

_____
_____
_____
_____
_____
_____
_____
_____
_____
_____
_____
_____
_____
_____
_____
_____
_____
_____
_____
_____
_____
_____
_____
_____
_____

Register

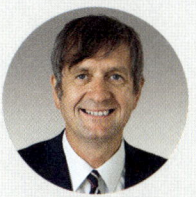

Dr. Martin Allwang

Der Apotheker studierte Pharmazie an der Universität Erlangen. Nach Praktikum und Wehrdienst in der Bundeswehr-Krankenhaus-Apotheke Ulm promovierte er am Biochemischen Institut der Unversität Erlangen über ein Thema aus der Leukämieforschung. Von 1994 bis 2005 arbeitete er als leitender Redakteur der Apotheken Umschau. Seit 2005 leitet Dr. Martin Allwang die pharmazeutisch-fachwissenschaftliche Redaktion des Wort & Bild Verlags. Er verantwortet unter anderem die pharmazeutische Korrektheit der Zeitschrift Apotheken Umschau.

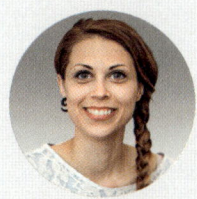

Nina Schneider

Nach einer Ausbildung zur Augenoptikerin studierte sie Kunst und Medienwissenschaften an der Universität Regensburg. Seit 2013 arbeitet sie als freiberufliche Illustratorin in der Nähe von Regensburg und zeichnet u.a. regelmäßig für die Apotheken Umschau. Ihr Schwerpunkt sind meist medizinische und gesundheitliche Themen. Daneben arbeitet sie auch als freischaffende Künstlerin, wobei sie gerne Alltagssituationen, Augenblicken und Menschen zeichnerisch oder gedruckt in kleinen Formaten einfängt.

Die 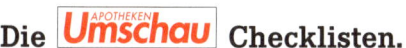 Checklisten.

Alles, was Sie brauchen, damit Ihre Hausapotheke immer bestens gerüstet ist.

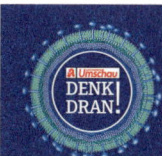

Checkliste: Erkältung

„Mehr als 100 Viren
können eine Erkältung hervorrufen
Sind Sie dagegen gerüstet?"

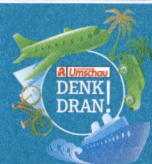

Checkliste: Reiseapotheke

„Jeder zweite Deutsche musste im Ausland
schon einmal Medikamente kaufen. Hätten Sie
für den Krankheitsfall im Urlaub alles dabei?"

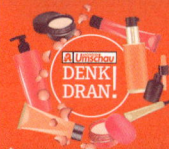

Checkliste: Hautpflege

„33 Prozent der Deutschen klagen über
Probleme mit ihrer Haut. Cremen und
reinigen Sie Ihre Hülle richtig?"

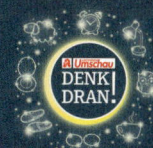

Checkliste: Schlafstörung

„7 Stunden schlafen die Deutschen
im Schnitt pro Nacht. Davon können Sie
nur träumen?"

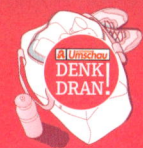

Checkliste: Sportverletzung

„Zwei Drittel der Deutschen sind sportlich
aktiv. Mit diesem Notfall-Set können Sie
kleine Blessuren selbst versorgen."

www.au-checkliste.de